T. Wiegand, L. Froschauer, C. Lutz

TMS und EMS – Arbeitsbuch *Quantitative und formale Probleme*

Tim Wiegand, Leon Froschauer, Constantin Lutz

TMS und EMS

Arbeitsbuch
Quantitative und formale Probleme

2. Auflage

ELSEVIER

Elsevier GmbH, Bernhard-Wicki-Str. 5, 80636 München, Deutschland
Wir freuen uns über Ihr Feedback und Ihre Anregungen an kundendienst@elsevier.com

ISBN 978-3-437-41285-1

2. Auflage 2024

Wichtiger Hinweis
Die medizinischen Wissenschaften unterliegen einem sehr schnellen Wissenszuwachs. Der stetige Wandel von Methoden, Wirkstoffen und Erkenntnissen ist allen an diesem Werk Beteiligten bewusst. Sowohl der Verlag als auch die Autorinnen und Autoren und alle, die an der Entstehung dieses Werkes beteiligt waren, haben große Sorgfalt darauf verwandt, dass die Angaben zu Methoden, Anweisungen, Produkten, Anwendungen oder Konzepten dem aktuellen Wissensstand zum Zeitpunkt der Fertigstellung des Werkes entsprechen.
Der Verlag kann jedoch keine Gewähr für Angaben zu Dosierung und Applikationsformen übernehmen. Es sollte stets eine unabhängige und sorgfältige Überprüfung von Diagnosen und Arzneimitteldosierungen sowie möglicher Kontraindikationen erfolgen. Jede Dosierung oder Applikation liegt in der Verantwortung der Anwenderin oder des Anwenders. Die Elsevier GmbH, die Autorinnen und Autoren und alle, die an der Entstehung des Werkes mitgewirkt haben, können keinerlei Haftung in Bezug auf jegliche Verletzung und/oder Schäden an Personen oder Eigentum, im Rahmen von Produkthaftung, Fahrlässigkeit oder anderweitig übernehmen.

Für die Vollständigkeit und Auswahl der aufgeführten Medikamente übernimmt der Verlag keine Gewähr.
Geschützte Warennamen (Warenzeichen) werden in der Regel besonders kenntlich gemacht (®). Aus dem Fehlen eines solchen Hinweises kann jedoch nicht automatisch geschlossen werden, dass es sich um einen freien Warennamen handelt.

Bibliografische Information der Deutschen Nationalbibliothek
Die Deutsche Nationalbibliothek verzeichnet diese Publikation in der Deutschen Nationalbibliografie; detaillierte bibliografische Daten sind im Internet über https://www.dnb.de abrufbar.

24 25 26 27 28 5 4 3 2 1

In ihren Veröffentlichungen verfolgt die Elsevier GmbH das Ziel, genderneutrale Formulierungen für Personengruppen zu verwenden. Um jedoch den Textfluss nicht zu stören sowie die gestalterische Freiheit nicht einzuschränken, wurden bisweilen Kompromisse eingegangen. Selbstverständlich sind **immer alle Geschlechter** gemeint.

Planung: Veronika Rojacher, München
Projektmanagement: Elisabeth Märtz, München
Redaktion und Herstellung: Hildegard Graf, Germering
Datenaufbereitung: abavo GmbH, Buchloe
Satz: STRAIVE, Puducherry/Indien
Druck und Bindung: Drukarnia Dimograf Sp. z o. o., Bielsko-Biała/Polen
Umschlaggestaltung: Stefan Hilden, HildenDesign.de; SpieszDesign, Neu-Ulm
Covermotiv: © HildenDesign unter Verwendung eines Motivs von Shutterstock.com/Viktor Fedorenko

Aktuelle Informationen finden Sie im Internet unter **www.elsevier.de**

Inhaltsverzeichnis

Fehler gefunden?

An unsere Inhalte haben wir sehr hohe Ansprüche. Trotz aller Sorgfalt kann es jedoch passieren, dass sich ein Fehler einschleicht oder fachlich-inhaltliche Aktualisierungen notwendig geworden sind.

Sobald ein relevanter Fehler entdeckt wird, stellen wir eine Korrektur zur Verfügung.
Mit diesem QR-Code gelingt der schnelle Zugriff.

http://else4.de/978-3-437-41285-1

Wir sind dankbar für jeden Hinweis, der uns hilft, dieses Werk zu verbessern. Bitte richten Sie Ihre Anregungen, Lob und Kritik an folgende E-Mail-Adresse: kundendienst@elsevier.com

Die Aufgabengruppe *Quantitative und formale Probleme*

Dieses Arbeitsbuch beinhaltet Übungsaufgaben zur Aufgabengruppe *Quantitative und formale Probleme* für den TMS in Deutschland und den EMS 2021 in der Schweiz. Insgesamt 192 originalgetreue Übungsaufgaben in Form von acht kompletten Simulationen können in diesem Arbeitsbuch bearbeitet werden.

Die Aufgabengruppe *Quantitative und formale Probleme* ist ein Teilbereich des TMS/EMS, der sich sehr gut üben lässt. Hierbei werden in erster Linie mathematisches Verständnis und Rechenfertigkeiten abgeprüft.

Für *Quantitative und formale Probleme* hast du im TMS 60 Minuten Zeit, um 24 Aufgaben zu lösen. Im EMS hast du 50 Minuten Bearbeitungszeit für insgesamt 20 Aufgaben. Bei jeder Aufgabe sind die Antwortmöglichkeiten A, B, C, D und E gegeben, von denen jeweils immer nur **eine** Antwort korrekt ist. Da für falsche Antworten keine Punkte abgezogen werden, solltest du immer eine Antwortmöglichkeit ankreuzen – auch, wenn du dir unsicher bist.

Ein Großteil der Aufgaben besteht aus einem oder mehreren der folgenden Aufgabentypen: Dreisatzaufgaben, Prozentrechnungen, Wachstumsraten, Zeitstrahlaufgaben und reine Kopfrechen- und Umstellungsaufgaben.

Besonders wichtig ist das Erkennen der wichtigsten Informationen beim Durchlesen der Aufgabenstellung. Es ist sinnvoll, diese Informationen zu markieren. Falls du nach dem ersten Durchlesen den Aufgabentyp nicht sofort erkennen solltest und du auch sonst keine Idee hast, wie man die Aufgabe bearbeitet, solltest du dich schnell entscheiden, ob du die Aufgabe nicht besser vorerst überspringst. Das Treffen dieser Entscheidung fällt dir deutlich leichter, sobald du mit den gängigen Aufgabentypen vertraut bist.

Für jeden Aufgabentypen gibt es eigene Strategien. Unbedingt sollte zur Vorbereitung Kopfrechnen und schriftliches Rechnen trainiert werden, denn die Verwendung eines Taschenrechners ist nicht erlaubt. Auch das Umrechnen verschiedener Einheiten ist in beinahe allen Aufgaben erforderlich. Dreisätze können u. a. grafisch gelöst werden, Aufgaben mit Wachstumsraten oder einem Zeitstrahl beispielsweise durch einfache Tabellen.

In unserem Kursbuch gehen wir noch tiefer auf die Bearbeitungsstrategien der jeweiligen Aufgabentypen sowie auf den TMS und EMS im Allgemeinen ein. Für ein umfangreiches Verständnis lohnt es sich, unser Kursbuch genau durchzulesen.

Wir wünschen dir viel Spaß bei der Bearbeitung der Übungsaufgaben, hohe Resilienz, langes Durchhaltevermögen und natürlich viel Erfolg beim Test!

HIER GEHT'S ZUM STRATEGIEVIDEO

Dieses Arbeitsbuch bietet auch ein Video mit einem Überblick über die Aufgabengruppe, Bearbeitungsstrategien und Beispielen – bequem zu erreichen über diesen QR-Code:

https://else4.de/hf3

TMS-ERFAHRUNGSBERICHTE

Wir haben einige interessante Erfahrungsberichte zum TMS gesammelt. Hier erfährst du, wie es anderen in deiner Situation ergangen ist, denn dein Traum vom Studienplatz soll Wirklichkeit werden – und hier liest du, wie das funktionieren kann!

Prozentrang 100, das hat der Autor der Simulation, Christian Plumeyer, geschafft:

https://else4.de/vk9

Noch vor dem Studium in die Forschung? Das hat Tim Wiegand, Autor des Kompendiums, erlebt:

https://else4.de/94q

Gute Struktur und Organisation – die Schlüssel zum TMS-Erfolg:

https://else4.de/5gw

4 Schritte zum TMS:

https://else4.de/lgk

Weitere informative und motivierende Blogbeiträge von TMS-Teilnehmerinnen und -Teilnehmern findest du fortlaufend hier:

https://else4.de/oux

Berichte auch du von deinen Erfahrungen !

Wir freuen uns über jeden Hinweis, jede kreative Idee und natürlich auf dich! Wir wären sehr dankbar, wenn du dir fünf Minuten Zeit nehmen würdest, um an dieser kleinen Umfrage teilzunehmen. Wenn du zukünftig Interesse hast an einer Zusammenarbeit, geht's ebenso hier lang:

https://else4.de/8gs

KAPITEL

1 Aufgaben

TMS 24 Aufgaben, 60 Minuten
EMS 20 Aufgaben, 50 Minuten

Übungsset 1

Lösen Sie die folgenden quantitativen und formalen Probleme.
(TMS: 60 Min. für 24 Aufgaben, EMS: 50 Min. für 20 Aufgaben)

1. Eine seltene tödliche Krankheit entsteht in einem Viertel aller Fälle durch Erreger A und in drei Viertel aller Fälle durch Erreger B. Unter 100.000 Todesfällen in einem Land waren 200 Menschen, die an jener Krankheit gestorben sind, die also entweder Erreger A oder Erreger B trugen.

   Wie groß ist der Anteil der Toten mit Erreger B?

   A) 11,5 Prozent
   B) 1,5 Prozent
   C) 1,1 Prozent
   D) 0,2 Prozent
   E) 0,15 Prozent

2. Sie haben vier Liter einer Flüssigkeit mit 30 °C vor sich. Diese Flüssigkeit erhitzen Sie nun durch Hinzugabe von weiteren zwei Litern auf eine Temperatur von 50 °C.

   Welche Temperatur hat die hinzugegebene Flüssigkeit?

   A) 70 °C
   B) 10 °C
   C) 100 °C
   D) 90 °C
   E) 35 °C

3. Ein Zahnarzt möchte in einigen Jahren aufhören zu arbeiten, jedoch sind seine Geräte veraltet. Nun stellt sich die Frage, ob es sich lohnt, noch einmal neue Behandlungsstühle mit allen damit verbundenen Gerätschaften anzuschaffen. Für solche Investitionsentscheidungen bietet sich die Berechnung der Amortisationszeit an, die Auskunft darüber gibt, wann sich eine Investition durch die resultierenden Gewinne selbst abbezahlt hat. Die Formel hierzu lautet:

   $$\text{Amortisationszeit} = \frac{\text{Anschaffungsausgabe}}{\text{Durchschnittlicher Rückfluss pro Zeiteinheit}}$$

   Nach wie vielen Jahren hätte sich eine Investition von 29.520 € amortisiert, wenn dadurch der jährliche Gewinn der Praxis von ursprünglich 150.000 € um 6,4 % steigt und Wartungskosten von 1.400 € jährlich hinzukommen?

   A) Nach 2,7 Jahren
   B) Nach 4,1 Jahren
   C) Nach 5,4 Jahren
   D) Nach 3,6 Jahren
   E) Nach 6,2 Jahren

4. Eine Lösung entsteht durch das Mischen von Calciumcarbonat ($CaCO_3$) und Natriumchlorid (NaCl). Es werden 3,4 Liter $CaCO_3$-Lösung mit fünfzehn Volumenprozent $CaCO_3$ verwendet. Dazu werden 1.600 Milliliter NaCl-Lösung mit dreißig Volumenprozent NaCl gegeben.

   Welche Ionen-Konzentration weist die finale Lösung auf?

   A) 19,8 Volumenprozent
   B) 20,0 Volumenprozent
   C) 21,3 Volumenprozent
   D) 22,8 Volumenprozent
   E) 23,0 Volumenprozent

5. In einem Krankenhaus werden 1.050 Einweghandschuhe in 7 Tagen verbraucht.

   Wie lange kann man dort mit 1.350 Einweghandschuhen auskommen?

   A) 4,5 Tage
   B) 9,0 Tage
   C) 6,0 Tage
   D) 7,5 Tage
   E) 10,5 Tage

6. Unter der sog. Coloumb-Barriere versteht man das Potenzial, das ein positiv geladenes Teilchen überwinden muss, um in einen (ebenfalls positiv geladenen) Atomkern zu gelangen. Zur annäherungsweisen Berechnung der Coulomb-Barriere V_C (in MeV) lässt sich folgende Formel heranziehen:

   $$V_C = \frac{Z_1 \cdot Z_2}{A^{1/3}}$$

   Z_1 und Z_2 entsprechen den Kernladungszahlen von Projektil und Target, A der Massezahl des Targets.

   Wie hoch ist demnach die Coulomb-Barriere bei einem Beschuss von Aluminium (Kernladungszahl 13 und Massenzahl 27) mit einem Proton (Kernladungszahl 1)?

   A) 3,25 MeV
   B) 4,33 MeV
   C) 5,66 MeV
   D) 1,75 MeV
   E) 7,125 MeV

7. Eine Medizin-Professorin möchte für ein Experiment codeinhaltigen Hustensaft herstellen, sie weist ihre Assistenten deshalb an, folgendem Gozintographen zu folgen, um für sie eine Flasche des Hustensafts herzustellen. Der Gozintograph führt auf, wie die verschiedenen Inhaltsstoffe mengenmäßig verflochten sind. Die Knoten bezeichnen die Inhaltsstoffe, und die gerichteten Kanten geben an, wie viele Einheiten eines Inhaltsstoffs für die Herstellung einer Einheit eines nachgelagerten Inhaltsstoffs benötigt werden.

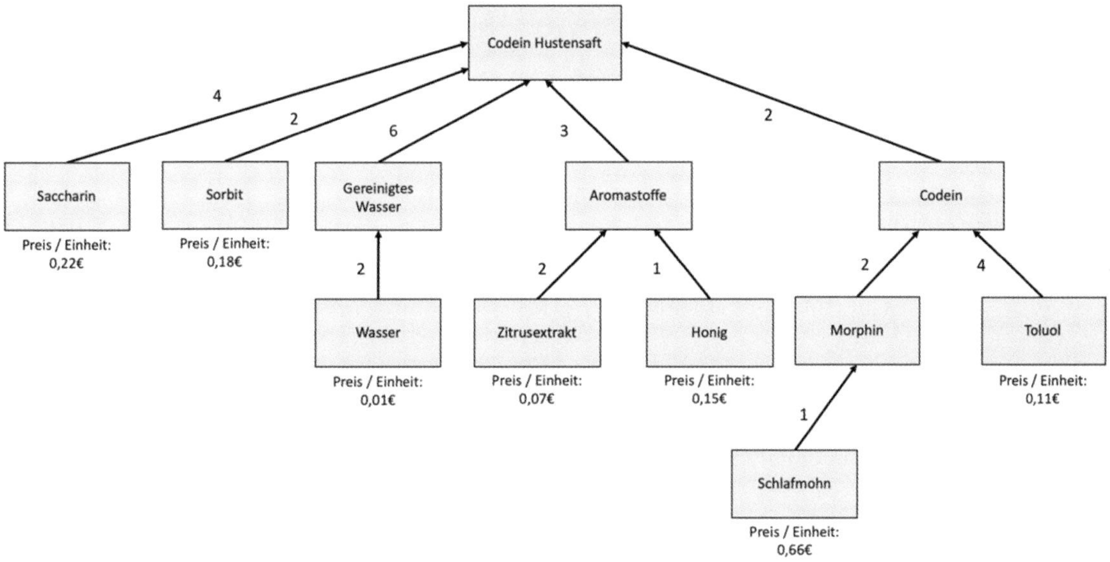

Die Professorin lässt die etwas tollpatschigen Assistenten mit ihrer Kreditkarte die Inhaltsstoffe bestellen, und nachdem diese ihr die fertigen Hustensaftflaschen präsentieren, fällt ihr auf der Abrechnung auf, dass die Assistenten nur 2,23 € anstatt wie eingeplant 5,75 € ausgegeben haben.

Welchen Inhaltsstoff haben sie demnach im Hustensaft vergessen?

A) Saccharin
B) Gereinigtes Wasser
C) Sorbit
D) Codein
E) Aromastoffe

8. Zwei Bakterienkulturen werden auf einem Nährboden inkubiert. Die Bakterien der Kultur A teilen sich alle 2 Minuten, die der Kultur B alle 1,5 Minuten. Kultur B wird jedoch erst 60 Sekunden später auf den Nährboden entlassen. Beide Kulturen beinhalten zu Anfang die identische Anzahl Bakterien.

Um wie viel Prozent hat Kultur A in dem Moment zugenommen, in dem sie von Kultur B eingeholt wird?

A) 76 %
B) 150 %
C) 200 %
D) 133 %
E) 300 %

9. Eine wässrige Lösung besteht aus einem Liter mit Y Molekülen Glucose. Eine weitere wässrige Lösung beinhaltet T Moleküle eines Medikaments pro Liter. Der zuletzt genannten Lösung werden 200 ml entnommen. Diese 200 ml werden mit 100 ml reinem Wasser und 200 ml der Glucose-Lösung vermischt.

   Wie viele Moleküle Glucose und wie viel Moleküle des Medikaments befinden sich in 100 ml der entstandenen Mischung?

   A) $\frac{T}{25}$ Moleküle Medikament, $\frac{Y}{25}$ Moleküle Glucose
   B) $\frac{T}{10}$ Moleküle Medikament, $\frac{Y}{10}$ Moleküle Glucose
   C) $\frac{T}{30}$ Moleküle Medikament, $\frac{Y}{30}$ Moleküle Glucose
   D) $\frac{T}{35}$ Moleküle Medikament, $\frac{Y}{35}$ Moleküle Glucose
   E) $\frac{T}{45}$ Moleküle Medikament, $\frac{Y}{45}$ Moleküle Glucose

10. Im Körper eines Mannes werden pro Stunde 1,5 Promille Blutalkohol abgebaut – 3 % hiervon in den Schleimhäuten des Dünndarms, 2 % in den Schleimhäuten des Magens und der Rest in der Leber. Die Leber von Frauen kann pro Stunde 15 % weniger abbauen. Darüber hinaus ist der Abbau identisch.

    Wie viel weniger sollte eine Frau, die gleichzeitig mit einem Mann Alkohol zu sich nimmt, trinken, um nach einer Stunde denselben Blutalkoholwert wie der Mann zu haben?

    A) 23,05 % weniger
    B) 14,25 % weniger
    C) 17,90 % weniger
    D) 11,45 % weniger
    E) 9,66 % weniger

11. Um die Nierenfunktion eines Patienten zu beurteilen, wird häufig die Para-Aminohippursäure-Clearance (PAH-Clearance) berechnet. Diese beschreibt die Befreiung des Blutplasmas von PAH, einer Testsubstanz, die dem Patienten durch die Nieren infundiert wird. Die PAH-Clearance ist das Produkt der Konzentration von PAH im Urin (in mg/ml) und dem Verhältnis von Harnzeitvolumens (in ml/min) zur PAH Konzentration im Urin (in mg/ml).

    In welcher Einheit wird die PAH-Clearance angegeben?

    A) mg/ml^2
    B) ml/min
    C) mg/min
    D) mg/min^2
    E) mg^2/min

12. Welche Konzentration hat eine Mischung aus Volumen A einer C-prozentigen Lösung und Volumen B einer 3 · C-prozentigen Lösung, wenn gilt: B = 7 · A?

    A) $\frac{8\,C}{20}$

    B) $\frac{30\,C}{6}$

    C) $\frac{8\,C}{22}$

    D) $\frac{8\,C}{20}$

    E) $\frac{22\,C}{8}$

13. Ein Kampfjet, der auf einem Flugzeugträger startet, kann bei einer Geschwindigkeit von 270 km/h abheben. Er beschleunigt mit 10,2 m/s^2.

Wie lang muss die Startbahn auf dem Flugzeugträger mindestens sein? Es gilt:

$v = a \cdot t$	$s = \frac{1}{2} a \cdot t^2$
a: Beschleunigung in m/s^2	t: Zeit in s
s: Strecke in m	v: Geschwindigkeit in m/s

A) 332,46 m
B) 275,51 m
C) 189,70 m
D) 244,68 m
E) 299,31 m

14. Ein Bauer hat vergessen, sieben Eimer einer Dünger-Lösung mit jeweils einem Liter Volumen aufzuräumen. Von der Dünger-Lösung können nun alle 3 Stunden ungefähr 12 % des Gesamtvolumens der Eimer verdunsten. Nachdem der Bauer den Fehler nach 12 Stunden bemerkt, erhöht er die Menge wieder um 25 %.

Wie viel Milliliter der Dünger-Lösung sind nun ungefähr vorhanden?

A) 2885 Milliliter
B) 3292 Milliliter
C) 4773 Milliliter
D) 5248 Milliliter
E) 5711 Milliliter

15. Ein 3.407 kg schwerer Satellit wird auf 35.800 Kilometer Höhe (über dem Erdmittelpunkt) befördert. Dort soll er auf eine Geschwindigkeit gebracht werden, bei der sich die Gravitationskraft $G \bullet \frac{m \bullet M}{r^2}$ und die Zentripetalkraft $\frac{m \bullet v^2}{r}$ die Waage halten, sodass er nicht auf die Erde stürzt oder ins Weltall abdriftet.

Wie viel schneller müsste der Satellit fliegen, wenn man noch ein 593 kg schweres Element am Satelliten anbringen würde?
m: Satellitenmasse in kg

G: Gravitationskonstante $6{,}67408 \bullet 10^{-11} \frac{m^3}{kg \bullet s^2}$

r: Radius (Entfernung zum Erdmittelpunkt) in Metern
v: Geschwindigkeit
M_E: Erdmasse $5{,}9722 \cdot 10^{24}$ kg

A) 25 % schneller
B) 33 % schneller
C) 56 % schneller
D) 0 % schneller
E) 12,5 % schneller

16. Die ideale Gasgleichung beschreibt den Zusammenhang zwischen Stoffmenge n (in mol), Druck p (in Pascal), Volumen V (in m^3) und Temperatur T (in Kelvin, K) idealer Gase. Sie kann jedoch auch für die annähernde Bestimmung der vorkommenden Größen in vielen nicht-idealen Gasen verwendet werden. Besondere Bedeutung hat dabei die Gaskonstante R, die Gas-unabhängig denselben Wert besitzt.

$$\frac{p \bullet V}{n \bullet T} = R$$

Welche Dimension besitzt die Gaskonstante R? Es gilt: 1 J (Joule) = 1 N (Newton) · 1 m; 1 Pa (Pascal) = 1 N · 1 m^{-2}.

A) $\frac{Pa}{m^2 \bullet K}$
B) $\frac{N \bullet m^2}{K \bullet mol}$
C) $\frac{m}{Pa^2 \bullet J}$
D) $\frac{J}{K \bullet mol}$
E) N

17. Folgende Tabelle stellt die Beziehung zwischen der amerikanischen Längenmaßeinheit Fuß (ft) und Metern (m) dar:

6 ft	1,8288 m
9 ft	2,7432 m
13 ft	3,9624 m

Wie viele ft hat ein 105 m langes Fußballfeld?

A) 269,44 ft
B) 402,32 ft
C) 198,98 ft
D) 344,49 ft
E) 314,76 ft

18. Frau Bartmann muss jeden Tag eine Tablette mit 420 mg Wirkstoff zu sich nehmen. Etwa 30 Prozent des Wirkstoffs, der sich im Körper befindet, persistieren dabei in ihrer Blutbahn, der Rest wird bis zur Einnahme am nächsten Tag ausgeschieden.

Wie viel Milligramm des Wirkstoffs befinden sich direkt nach der Einnahme am 4. Tag in ihrer Blutbahn?

A) 643,89 Milligramm
B) 276,38 Milligramm
C) 595,14 Milligramm
D) 149,55 Milligramm
E) 725,25 Milligramm

19. Durch die Entdeckung des konstanten Verhältnisses zwischen der Energie und der Frequenz eines Photons in Form des sog. Planck'schen Wirkungsquantums begründete Max Planck um 1900 die Quantenphysik. Der Wert des Planck'schen Wirkungsquantums beträgt 6,626 $\cdot 10^{-34}$ J · s. Das für den Menschen sichtbare Lichtspektrum liegt zwischen UV-Strahlung und Infrarot-Strahlung. UV-Strahlung hat eine Frequenz von ca. 2.000 · 10^6 Hz, Infrarot-Strahlung hat eine Frequenz von ca. 60 · 10^5 Hz.

Wie viel energiereicher ist UV-Strahlung?

A) 455,5000-mal energiereicher
B) 125,2525-mal energiereicher
C) 332,3333-mal energiereicher
D) 210,7777-mal energiereicher
E) 125,8125-mal energiereicher

20. Mit der Net-Present-Value-Methode, auch Kapitalwertmethode genannt, lässt sich berechnen, ob und wie sehr sich eine Investition lohnt. Ein Schönheitschirurg überlegt nun, einen neuartigen Apparat zur Laser-Faltenbehandlung für 14.000 € anzuschaffen. Er rechnet damit, dass dies in den ersten zwei Jahren für Gewinne von jeweils 5.000 € sorgen wird. Danach flacht die Euphorie der Kunden vermutlich etwas ab und es sind nur noch jährliche Gewinne von 3.000 € für die nächsten zwei Jahre zu erwarten. Anschließend kann der Laser-Apparat nicht mehr verwendet werden.

Wie hoch ist der Kapitalwert dieser Investition bei einem Zinssatz von 10 %?

$$KW = -I + \sum_{t=1}^{T} \frac{G_t}{(1+i)^t}$$

KW: Kapitalwert
I: Anfangsinvestition
T: Betrachtungshorizont
G_t: Gewinn in Periode t
i: Zinssatz

A) – 363 €
B) – 1.019 €
C) 2.703 €
D) 1.346 €
E) – 1.991 €

21. Die Frequenz f gibt an, wie viele Schwingungen ein Pendel innerhalb einer Sekunde durchführt. Für die Dauer einer Schwingung T gilt: $T = 2\pi.\sqrt{\frac{l}{g}}$ (in Sekunden).

Welche der folgenden Aussagen sind demnach zutreffend?

I. $f = \frac{1}{2\pi.\sqrt{\frac{l}{g}}}$

II. $\frac{1}{T} = (2\pi)^{-1} \bullet \left(\frac{l}{g}\right)^{-0,5}$

III. $T^{-1}/(2^{-1} \cdot \pi^{-1}) = 2\pi f$

A) Nur Aussagen I und II
B) Jede der Aussagen
C) Nur Aussagen II und III
D) Nur Aussagen I und III
E) Keine der Aussagen

22. Infusionsbeutel A ist vollständig gefüllt und beinhaltet 2,8 Liter Flüssigkeit. Von dieser Flüssigkeit in Beutel A wird etwas in den Beutel B und den Behälter C gegeben. B und C sind zu Beginn leer. In Beutel A befinden sich nach dem Umfüllen nur noch 1,6 Liter Flüssigkeit. Beutel B ist halb so groß wie Beutel A und nach dem Umfüllen zu 20 % voll. Nach dem Umfüllen wird eine andere Flüssigkeit mit der 25-fachen Menge der bereits in C vorhandenen Flüssigkeit in Behälter C gefüllt.

    Wie viele Liter befinden sich letztendlich in Behälter C?

    A) 23 Liter
    B) 3,2 Liter
    C) 320 Liter
    D) 36 Liter
    E) 19 Liter

23. Das Schienennetz der Eisenbahnen in Deutschland hat derzeit eine Streckenlänge von knapp 39.000 km. Größter Netzbetreiber ist aktuell die Deutsche Bahn mit ca. 33.400 km. Zwei Züge der DB fahren in entgegengesetzter Richtung aneinander vorbei. Einer der Züge, ein ICE, fährt 160 km/h. Der andere Zug, eine Regionalbahn, hat lediglich eine Geschwindigkeit von 40 km/h. Der letztgenannte Zug erhöht seine Geschwindigkeit 15 Minuten, nachdem sie aneinander vorbeigefahren sind, um 20 km/h.

    Wie viele Kilometer sind die Züge nach 45 Minuten voneinander entfernt?

    A) 264 Kilometer
    B) 160 Kilometer
    C) 120 Kilometer
    D) 142 Kilometer
    E) 184 Kilometer

24. Ein Reifenhersteller erhält den Auftrag, Reifen für einen neuen Sportwagen zu konzipieren. Der Sportwagenhersteller erwartet, dass das 1.250 kg schwere Fahrzeug Kurven mit einem Radius von 25 m mit einer Geschwindigkeit von 81 km/h durchfahren kann. Die Zentripetalkraft, welche das Auto nach außen drückt, lässt sich durch folgende Formel berechnen:

    $$F_Z = m \cdot \frac{v^2}{r}$$

    Die Haftkraft, die das Fahrzeug auf der Straße hält, wird mit dieser Formel berechnet:

    $$F_H = m \cdot g \cdot \mu_{HR}$$

    m = Masse in kg
    g = Erdbeschleunigung (9,81 m/s^2)
    v = Geschwindigkeit in m/s
    r = Radius in m
    μ_{HR} = Haftreibungskoeffizient

    Wie groß muss der Haftreibungskoeffizient zwischen Reifen und Straße sein, um die Anforderungen des Sportwagenherstellers zu erfüllen und das Auto sicher durch die Kurve fahren zu lassen?

    Tipp: Für die Umrechnung von km/h in m/s dividiere den km/h Wert durch 3,6.

    A) 7,336
    B) 5,886
    C) 12,358
    D) 3,497
    E) 2,064

Übungsset 2

Lösen Sie die folgenden quantitativen und formalen Probleme.
(TMS: 60 Min. für 24 Aufgaben, EMS: 50 Min. für 20 Aufgaben)

1. Nach der Diagnose der tropischen Butu-Krankheit teilt der Arzt dem Patienten mit, dass es in erster Linie zwei verschiedene Symptome der Krankheit gibt. In 45 Prozent der Fälle kommt es zu Wahnvorstellungen, zu enormen Schweißausbrüchen hingegen in 80 Prozent der Fälle.

   Wie hoch ist die Wahrscheinlichkeit, dass bei dem Patienten beide Symptome auftreten?

   A) 12 Prozent
   B) 25 Prozent
   C) 36 Prozent
   D) 56 Prozent
   E) 70 Prozent

2. In der Praxis von Herrn Dr. Wagner erhält jedes Kind zwei Bonbons. In der Schale befinden sich noch zwei grüne, drei gelbe und fünf rote Bonbons. Dies ist anhand der Verpackung der Bonbons aber nicht zu erkennen. Der kleine Timmy greift zu und erwischt ein rotes Bonbon. Herr Dr. Wagner füllt die Schüssel daraufhin wieder mit einem grünen Bonbon auf. Nun greift Timmy erneut zu. Dieses Mal erwischt er ein gelbes Bonbon.

   Wie hoch war die Wahrscheinlichkeit, genau diese zwei Bonbons in genannter Reihenfolge zu ziehen?

   A) 5 Prozent
   B) 10 Prozent
   C) 15 Prozent
   D) 20 Prozent
   E) 25 Prozent

3. Als Strömungswiderstand bezeichnet man die Kraft, die eine Flüssigkeit einer Bewegung entgegensetzt. Ein Beispiel wäre der Widerstand, den man erlebt, wenn man durch ein Wasserbecken läuft. Das Hagen-Poiseuille Gesetz erlaubt es, den Strömungswiderstand in einem Rohr zu berechnen:

   $$R = \frac{8\,\eta\,l}{\pi\,r^4}$$

   R: Widerstand
   r: Innenradius des Rohres
   l: Länge des Rohres
   η: Viskosität (Zähheit der Flüssigkeit)

   Welche der folgenden Aussagen über die Beziehungen der Größen stimmt NICHT?

   A) Bei Flüssigkeiten mit höherer Viskosität η steigt der Strömungswiderstand R.
   B) Bei einer Flüssigkeit mit dreifacher Viskosität ist der Widerstand im selben Rohr dreimal höher.
   C) Bei gleicher Flüssigkeit (mit gleicher η) kann der Widerstand nur durch einen größeren Innenradius oder ein kürzeres Rohr gesenkt werden.
   D) Wenn der Innenradius r des Rohres sinkt, muss die Länge l des Rohrs erhöht werden, um einen gleichen Widerstand zu erzeugen.
   E) In einem zweimal so breiten Rohr, also mit doppeltem Innenradius, würde auch der Widerstand abnehmen.

4. Für eine Reise nach Asien kauft Marie in der örtlichen Drogerie ein. Mullbinden und ein komplettes Erste-Hilfe-Set kosten insgesamt 35,75 Euro. Das Erste-Hilfe-Set ist allerdings 9-mal teurer als die Mullbinden.

   Wie viel kosten die Mullbinden?

   A) 3,15 Euro
   B) 3,25 Euro
   C) 3,40 Euro
   D) 3,45 Euro
   E) 3,50 Euro

5. Das Gesetz von Amontons beschreibt die Beziehung zwischen absoluter Temperatur T in Kelvin (K) und Druck p in Bar eines Gases folgendermaßen: $\frac{T}{p}$ = konstant. Die Veränderung des Drucks eines Gases bei Temperaturerhöhungen ist auch der Grund dafür, dass Mikrowellenessen vor der Zubereitung eingestochen bzw. eingerissen werden sollte.

   Was passiert mit der Luft, die in einem Beutel Mikrowellenreis enthalten ist, wenn man diesen von Raumtemperatur (21 °C) auf 81 °C erhitzt? 0 °C entsprechen 273 Kelvin und 21 °C entsprechen 294 Kelvin.

   A) Der Druck wächst um 390,2 %
   B) Der Druck sinkt um 33 %
   C) Der Druck wächst um 25,25 %
   D) Der Druck sinkt um 300 %
   E) Der Druck erhöht sich 20,4 %

6. Der Magensaft enthält als einen der wichtigsten Bestandteile Salzsäure (HCl) in einer Konzentration von 0,5 %. Dies entspricht bei einem Erwachsenen rund 18 Gramm.

   Wie viele Salzsäure-Moleküle befinden sich demnach im Magen? Salzsäure hat eine molare Masse von 36,5 g · mol^{-1}. Tipp: $6{,}022 \cdot 10^{23}$ Teilchen = 1 mol.

   A) $29{,}6975 \cdot 10^{22}$
   B) $3{,}001 \cdot 10^{23}$
   C) $42{,}6666 \cdot 10^{22}$
   D) $0{,}3125 \cdot 10^{24}$
   E) $2{,}6568 \cdot 10^{23}$

7. Eine Bank leiht einem Zahnarzt 20.000 € für umfassende Renovierungsarbeiten zu einem Zinssatz von 5 %.

   Nach wie vielen Jahren ohne Zurückzahlen des Kredits schuldet der Zahnarzt der Bank über 40.000 €?

   A) Nach 10 Jahren
   B) Nach 5 Jahren
   C) Nach 2 Jahren
   D) Nach 50 Jahren
   E) Nach 15 Jahren

8. Ein Zahnarzt verdient an einer Vollkeramik-Krone 360 € mehr als an einer Metall-Krone. Eine Metall-Krone kostet 460 €.

   Wie oft wurde zur Metall-Krone gegriffen, wenn mit 25 Patienten 17.260 € verdient wurden?

   A) 6
   B) 8
   C) 13
   D) 21
   E) 9

9. Ein Medikament gegen einen grippalen Infekt kann sowohl von Erwachsenen als auch von Kindern ab 5 Jahren eingenommen werden. Für Kinder zwischen 5 und 12 Jahren ist es allerdings geringer dosiert. Die tägliche Dosis des Medikaments beträgt in diesem Fall 50 Milligramm pro Kilogramm Körpergewicht. Ein Einnahmelöffel enthält 30 Milligramm. Ein 8 Jahre alter Junge mit einem Körpergewicht von 20 Kilogramm bekommt das Medikament verschrieben.

   Etwa wie viele Einnahmelöffel muss er alle drei Stunden bekommen, damit er eine ausreichende Dosierung erhält?

   A) 2 Einnahmelöffel
   B) 4 Einnahmelöffel
   C) 6 Einnahmelöffel
   D) 8 Einnahmelöffel
   E) 10 Einnahmelöffel

10. Dr. Wart will sich einen neuen Arztkittel und ein neues Stethoskop kaufen. In seinem Geldbeutel befindet sich die Summe X. Von dieser Summe gibt er 40 % für den Kittel aus. Im Anschluss bezahlt er mit 35 % des übrigen Geldes das Stethoskop.

    Wie viel Prozent der Summe X hat Herr Dr. Wart am Ende ausgegeben?

    A) 61 %
    B) 35 %
    C) 40 %
    D) 75 %
    E) 54 %

11. Von 100.000 Personen leiden weltweit durchschnittlich 3.514 an einer Borderline-Persönlichkeitsstörung (BPS), die durch rasche Stimmungswechsel und ein schwankendes Selbstbild charakterisiert ist. Menschen unter 20 Jahren sind zweieinhalbmal so oft betroffen wie Menschen über 20.

    Wie viele Menschen unter 20 Jahren mit BPS gibt es demnach in Mexiko? Mexiko hat ca. $128 \cdot 10^6$ Einwohner.

    A) $104.202 \cdot 10^2$
    B) $5.600 \cdot 10^3$
    C) $2.845,66 \cdot 10^4$
    D) $3.212,8 \cdot 10^3$
    E) $4.902,6 \cdot 10^3$

12. Zwei Stunden nach einem Fahrradunfall wurde bei dem Mann, der den Unfall verursacht hat, ein Blutalkoholspiegel von 1,5 Promille festgestellt. Der Mann hat ein Körpergewicht von 96 Kilogramm. Er gab an, etwa 2,5 Liter Bier getrunken zu haben, was ungefähr 100 Gramm reinem Alkohol entspricht. Man nimmt an, dass der Mann etwa 1,5 Gramm Alkohol pro 12 Kilogramm Körpergewicht jede Stunde abbaut.

    Wie hoch war der Blutalkoholspiegel des Mannes zum Zeitpunkt des Fahrradunfalls ungefähr, wenn man annimmt, dass er nach dem Unfall keinen weiteren Alkohol konsumiert hat? 10 Gramm Alkohol entsprechen dabei etwa 0,15 Promille.

    A) 1,68 Promille
    B) 1,76 Promille
    C) 1,82 Promille
    D) 1,86 Promille
    E) 1,92 Promille

13. Ein TMS-Teilnehmer feiert sein erfolgreiches Abschneiden mit einem ausgelassenen Trinkgelage. Er hat momentan einen Alkoholpegel von 1,5 Promille. Da er diesen nicht unterschreiten möchte, trinkt er sofort 0,33 l Bier. Der Alkohol-Abbau beträgt 159 mg/l pro Stunde. Die Alkoholmenge, die pro Bier (0,33 l) ins Blut gelangt, erhöht den Promille-Wert um 0,2. Für die Umrechnung von Promille in g/l muss man den Promille-Wert durch 1,06 dividieren.

    In welchen Abständen muss er nun ein Bier trinken, um nicht unter 1,5 Promille zu fallen?

    A) 1 h 33 min
    B) 2 h 40 min
    C) 1 h 11 min
    D) 3 h 55 min
    E) 45 min

14. Das Wachstum einer Kolonie des Bakteriums Vibrio cholerae ist abhängig von der Temperatur. Annäherungsweise gilt: Bei jeder Temperaturerhöhung um 5 °C vervierfacht sich das Bakterienwachstum.

    Auf wie viel Prozent des Ausgangswertes steigt das Bakterienwachstum an, wenn die Temperatur um 15 °C steigt?

    A) Auf 400 Prozent des Ausgangswertes
    B) Auf 1.600 Prozent des Ausgangswertes
    C) Auf 4.600 Prozent des Ausgangswertes
    D) Auf 6.400 Prozent des Ausgangswertes
    E) Auf 25.600 Prozent des Ausgangswertes

15. Die Viskosität (Zähheit) η einer Flüssigkeit lässt sich mit Hilfe des Hagen-Poiseuille'schen Gesetzes bestimmen. Dieses setzt die Geschwindigkeit V/t (Volumen pro Zeit), mit der eine Flüssigkeit durch ein Rohr fließt, den Durchmesser R, die Länge l und die Druckdifferenz in diesem Rohr p_2-p_1 miteinander in Beziehung. Die folgende Formel beschreibt diese Beziehung:

    $$\frac{V}{t} = \frac{\pi\left(p_2 - p_1\right)R^4}{8\eta l}$$

    Wie lautet die nach p_1 aufgelöste Gleichung?

    A) $\frac{8V\eta l}{-t\pi R^4} - p_2 = p_1$

    B) $\frac{V8\eta l}{-t\pi R^4} - \frac{\pi p_2}{R^3} = p_1$

    C) $\frac{\eta V 8R^2}{-t\pi l p_2} - p_2 = p_1$

    D) $\frac{V8\eta l}{-t\pi R^4} + p_2 = p_1$

    E) $\frac{R^4 \eta\pi l}{p_2 tV} - 4p_2 = p_1$

16. Ibuprofen ist ein nicht-steroidales Antirheumatikum (NSAR) zur Behandlung von Entzündungen und Schmerzen. Die Hausärztin Frau Dr. Meier verschreibt ihrer Patientin Anna aufgrund von Regelbeschwerden Ibuprofen. Im Körper von Anna sind nach 48 h noch 3,125 % des Wirkstoffes Ibuprofen vorhanden. Aufgrund starker Schmerzen hatte sie initial 2 g davon eingenommen.

    Nach wie vielen Stunden befinden sich weniger als 3 mg Ibuprofen in ihrem Körper?

    A) 102 h
    B) 86 h
    C) 96 h
    D) 78 h
    E) 94 h

17. Die zwei Mittelstreckenläufer A und B liefern sich ein Wettrennen. Läufer A rennt mit 5 m/s los. Läufer B ist sich seiner Überlegenheit bewusst und genießt noch eine halbe Minute lang die Aufmerksamkeit des Publikums, bevor er mit 12 m/s losrennt.

    Nach wie vielen Sekunden holt Läufer B Läufer A ein?

    A) 121,34
    B) 8,92
    C) 37,68
    D) 51,43
    E) 31,25

18. In einer Kinderklinik erhält jedes Kind einen Luftballon. Der Luftdruck an der Kinderklinik liegt bei 1.019 Hektopascal (hPa). Das Volumen von abgeschlossenen Gasmengen verhält sich umgekehrt proportional zum aktuellen Außendruck, sofern die Temperatur unverändert bleibt. Ein Kind lässt aus Versehen einen Luftballon los. Dieser steigt nun mit einer Geschwindigkeit von 1,0 $\frac{m}{s}$ auf. Der Luftdruck nimmt mit steigender Höhe ab.
    Bei welchem Außendruck hat sich das Gasvolumen im Ballon auf 150 Prozent ausgedehnt? Die Temperaturunterschiede sollen dabei vernachlässigt werden.

    A) 404,20 hpa
    B) 459,25 hpa
    C) 706,66 hpa
    D) 679,33 hpa
    E) 397,55 hpa

19. Die Krankheit Schizophrenie macht sich v. a. in Form dreier Symptome bemerkbar. 90 % der Kranken ziehen sich sozial zurück, 80 % der Kranken leiden unter Wahnvorstellungen und 40 % unter Angstzuständen.

    Wie viel Prozent der Kranken müssten demnach mindestens alle drei Symptome aufweisen?

    A) 10 %
    B) 50 %
    C) 70 %
    D) 20 %
    E) 40 %

20. Eine Arztpraxis macht in einem Monat 13.150 Euro Gewinn. In diesem Zeitraum wurden insgesamt 120 Personen behandelt. In der Praxis werden gesetzlich versicherte Personen sowie privat versicherte Personen behandelt. Dabei verdient die Praxis durchschnittlich 60 Euro an einer gesetzlich versicherten Person. Eine privatversicherte Person bringt der Praxis im Regelfall 70 Euro mehr Einnahmen.

    Wie viel Geld wurde durch gesetzlich versicherte Personen eingenommen?

    A) 2.000 Euro
    B) 2.100 Euro
    C) 3.000 Euro
    D) 3.100 Euro
    E) 2.800 Euro

21. Die Photovoltaikanlage auf dem Dach einer Klinik sorgt für umweltfreundlicheren Strom. Mit einem Pyranometer kann man die Bestrahlungsstärke der Sonne in Watt pro Quadratmeter ($\frac{W}{m^2}$) messen. Die Leistung der Photovoltaikanlage auf der Klinik ist proportional zur vierten Potenz der Bestrahlungsstärke. Bei einer Bestrahlungsstärke von 400 $\frac{W}{m^2}$ leistet die Photovoltaikanlage 30 Kilowatt.

    Wie viel Kilowatt erzeugt die Photovoltaikanlage bei einer Bestrahlungsstärke von 800 $\frac{W}{m^2}$?

    A) 480 Kilowatt
    B) 420 Kilowatt
    C) 720 Kilowatt
    D) 380 Kilowatt
    E) 440 Kilowatt

22. Auf welche Spalte der nachfolgenden Tabelle trifft diese Gleichung zu?

$$y = 3 + 4x\left[x^2 - \frac{4}{x}\right]^{-1}$$

	x	1	2	3	4
A)	y	$2\frac{6}{3}$	$\frac{16}{3}$	$\frac{105}{23}$	$4\frac{7}{15}$
B)	y	$1\frac{2}{3}$	$\frac{21}{3}$	$\frac{105}{23}$	$4\frac{4}{15}$
C)	y	$2\frac{6}{3}$	$\frac{16}{3}$	$\frac{104}{23}$	$5\frac{1}{15}$
D)	y	$1\frac{2}{3}$	$\frac{21}{3}$	$\frac{105}{23}$	$4\frac{1}{15}$
E)	y	$1\frac{2}{3}$	$\frac{22}{3}$	$\frac{103}{23}$	$4\frac{1}{15}$

23. Eine 80 kg schwere Person mit einem täglichen Energieverbrauch von 1.600 kcal möchte über die nächsten 20 Wochen 5 kg abnehmen. Jeden Tag konsumiert die Person Nahrung mit einem Brennwert von 2.000 kcal. Um ein Kilogramm Körperfett zu verbrennen, muss man ca. 7.840 kcal mehr verbrennen als man zu sich nimmt.

Wie lange muss die Person jeden Tag Sport machen, wenn sie dabei zusätzlich 540 kcal pro Stunde verbraucht und sie ihre Energiezufuhr zusätzlich um 25 % reduziert?

A) 0,5 h
B) 0,25 h
C) 1,5 h
D) ⅓ h
E) 2,25 h

24. Im Rahmen einer präklinischen Arzneimittelstudie sollen verschiedene Mischungsverhältnisse der Arzneimittelkomponenten hinsichtlich ihrer Löslichkeit untersucht werden. Hierbei ergeben sich die beiden Größen A und B. Sie hängen gemäß folgender Tabelle zusammen:

A	48	384	750	4374	34992
B	2	4	5	9	18

Wodurch wird die Beziehung zwischen A und B korrekt beschrieben?

A) $\frac{B}{A^3} = 5A^3$

B) $3B^2 = \frac{A}{2B}$

C) $A^{0,5} = B \cdot \frac{3}{5}$

D) $B \cdot (A + 2) = \frac{A}{\frac{8}{6}}$

E) $(\frac{2}{3}) \cdot B^3 = A^{1/3}$

Übungsset 3

Lösen Sie die folgenden quantitativen und formalen Probleme.
(TMS: 60 Min. für 24 Aufgaben, EMS: 50 Min. für 20 Aufgaben)

1. Für gleichmäßige Beschleunigungen gilt $v = a \cdot t$, wobei v die Geschwindigkeit in m/s ist, a die Beschleunigung in m/s^2 und t die Zeit in s. Ein neuer italienischer Supersportwagen erreicht seine Höchstgeschwindigkeit von 410 km/h nach 0,6 min.

   Wie stark ist demnach die Beschleunigung? Diese kann als gleichmäßig angenommen werden.

   A) 3,16 m/s^2
   B) 0,87 m/s^2
   C) 4,33 m/s^2
   D) 2,25 m/s^2
   E) 8,45 m/s^2

2. Mehrere Bauteile für ein Kernspin-Gerät werden aus Asien nach Bremerhaven geliefert. Von dort müssen diese nach Konstanz geliefert werden. Da es sich um verschiedene Lieferungen handelt, fahren mehrere Lkw die Route zwischen Konstanz und Bremerhaven. Lkw_1 fährt mit durchschnittlich 107 km/h von Konstanz nach Bremerhaven. Zur selben Zeit wie Lkw_1 starten in Bremerhaven Lkw_2, welcher mit durchschnittlich 128 km/h nach Konstanz fährt.

   Wie weit sind die beiden Lkw zusammen schon gekommen, wenn Sie sich auf der 879 km langen Strecke treffen?

   A) 610 Kilometer
   B) 879 Kilometer
   C) 320 Kilometer
   D) 528 Kilometer
   E) 505 Kilometer

3. Leukozyten (weiße Blutkörperchen) machen für den Körper unverträgliche Stoffe bzw. Krankheitserreger unschädlich. In einem Kubikzentimeter Blut befinden sich circa $7 \cdot 10^8$ von ihnen.

   Wie viele Leukozyten besitzt ein Mann mit einem Körpergewicht von 80 kg, wenn man ein Blutvolumen von 70 ml/Kilogramm Körpergewicht annimmt?

   A) 48.000.000.000
   B) 3.920.000.000.000
   C) 12.000.000.000
   D) 39.200.000.000
   E) 120.000.000

4. Ein ADHS-Patient hat eine längere Autofahrt vor sich. Es wurde nachgewiesen, dass bei ADHS-Patienten die Fahrtüchtigkeit durch die Einnahme von Methylphenidat, auch bekannt als Ritalin, signifikant verbessert wird. Nach der Einnahme hat er eine Konzentration von 152,55 ng/l im Blut. Ab einer Konzentration von unter $39 \cdot 10^{-9}$ g/l ist kein Effekt mehr zu spüren und er gefährdet die anderen Verkehrsteilnehmer.

   Wann sollte er also anhalten und eine weitere Tablette nehmen, wenn die Halbwertszeit von Methylphenidat 2 h beträgt?

   A) nach 3 h
   B) nach 4 h
   C) nach 8 h
   D) nach 10 h
   E) nach 6 h

5. In einem Swimmingpool muss zum Abtöten von Keimen und Bakterien eine bestimmte Menge Chlor im Wasser sein. Eine Konzentration von 0,3 mg/l sollte nie unterschritten werden. Durch verschiedene Umwelteinflüsse und Benutzung des Pools wird das Chlor abgebaut, sodass pro Tag 10 % der anfangs noch vorhandenen Menge abgebaut werden. Der Besitzer möchte alle 4 Tage Chlor zugeben.

   Wie viel muss er dann jedes Mal hineingeben? Das Becken fasst 30 m^3.

   A) 18,245 g
   B) 13,717 g
   C) 14,926 g
   D) 37,953 g
   E) 67,478 g

6. Die Sensitivität eines diagnostischen Tests ist definiert als die Menge der zu Recht positiv getesteten, geteilt durch die Summe der zu Recht positiv getesteten und der zu Unrecht negativ getesteten Probanden. Die Spezifität hingegen ist definiert als die zu Recht negativ getesteten geteilt durch die Summe der zu Recht negativ getesteten und der zu Unrecht positiv getesteten Probanden. In einer Kleinstadt in einem Entwicklungsland mit 5.000 Einwohnern, von denen 30 % mit HIV infiziert sind, wird nun ein HIV-Test mit 98 % Sensitivität und 94 % Spezifität durchgeführt.

   Wie fällt der Test aus?

   A) 1.680 positiv, 3.320 negativ
   B) 1.720 positiv, 3.280 negativ
   C) 2.172 positiv, 2.828 negativ
   D) 1.492 positiv, 3.508 negativ
   E) 583 positiv, 4.417 negativ

7. Frau Rassow ist doppelt so alt wie ihre Tochter Emilie. Vor 15 Jahren war Frau Rassow sogar dreimal so alt wie Emilie.

   Wie alt ist Frau Rassow heute?

   A) 40 Jahre
   B) 45 Jahre
   C) 48 Jahre
   D) 56 Jahre
   E) 60 Jahre

8. Durch Serienschaltung von Kondensatoren kann eine Kapazitätsverringerung bewirkt werden. Der Kehrbruch der Gesamtkapazität ist hierbei die Summe der Kehrbrüche der Einzelkapazitäten.

   Wie hoch ist die Kapazität des zweiten Kondensators bei einer Serienschaltung von zwei Kondensatoren, wenn Kondensator 1 eine viermal so hohe Kapazität wie Kondensator 2 hat und die Gesamtkapazität 20 mF (Millifarad) beträgt?

   A) 100 mF
   B) 20 mF
   C) 75 mF
   D) 25 mF
   E) 115 mF

9. Der Dopplereffekt beschreibt, wie sich die Frequenz von Schall verändert, wenn sich die Quelle bewegt. Wie genau sich die Frequenz bei einer auf den Zuhörer zukommenden Quelle verändert, lässt sich mit folgender Formel bestimmen:

$$f_n = \frac{f_s}{1 - \frac{v}{c}}$$

f_n = neue Frequenz in Hz
f_s = ausgesendete Frequenz in Hz
v = Geschwindigkeit der Quelle in m/s
c = Schallgeschwindigkeit 340 m/s

Ein Rennwagen sendet Schallwellen mit 2.000 Hz aus. Um welchen Faktor verändert sich die Frequenz für einen Zuhörer, wenn der Rennwagen mit 122,4 km/h auf ihn zufährt?

A) 2,33
B) 1,11
C) 4,25
D) 1,25
E) 0,99

10. Der französische Chemiker Joseph Louis Gay-Lussac fand heraus, dass das Verhältnis von Temperatur und Volumen eines idealen Gases konstant ist. Zwar breitet sich Gas immer im gesamten Raum aus, aber die Abstände zwischen den Teilchen verändern sich. In einem 100 m^3 großen Raum befinden sich 87.000 Liter Luft.

Wie viel Raum wird nicht von Luft-Teilchen eingenommen, wenn man den Raum von 304,5 Kelvin auf 343 Kelvin erwärmt? Gehen Sie davon aus, dass die Gase in Luft sich wie perfekte Gase verhalten.

A) 2.000 m^3
B) 2 Liter
C) 3,1 m^3
D) 2.095 Liter
E) 2 m^3

11. Ein Student nimmt auf einer Party gleichzeitig Alkohol und Marihuana zu sich. Eine Stunde später hat er hierdurch 0,5 ‰ Alkohol (= 500 mg Alkohol pro kg Blut) und $50 \cdot 10^{-6}$ g/kg THC im Blut. Alkohol hat eine Halbwertszeit von 2,5 h, bei THC ist es eine Stunde.

Wann beträgt das Verhältnis von Alkohol zu THC 80.000 : 1?

A) Nach 10 h
B) Nach 7,5 h
C) Nach 5 h
D) Nach 2,5 h
E) Nach 11 h

12. Nach einer Woche im Labor müssen alle benutzten Gegenstände aufgeräumt, entsorgt oder gereinigt werden. Eine erfahrene Person schafft dies in 40 Minuten. Der Laborpraktikant benötigt allerdings 2 Stunden, da er noch nicht vollkommen vertraut ist mit den umfangreichen Reinigungsabläufen.

Wie lange bräuchten beide zusammen zum Aufräumen, wenn sie sich perfekt unterstützen würden?

A) 10 Minuten
B) 20 Minuten
C) 30 Minuten
D) 15 Minuten
E) 25 Minuten

13. Nach einem gewonnenen Deutschlandspiel treffen sich 20 Fußballfans mit jeweils einem Auto auf einem Parkplatz, um einen Autokorso zu starten. Dafür stellen sie ihre Autos zunächst in einer Schlange hintereinander auf. Die Autoschlange erreicht eine beachtliche Länge von 99,7 m. Zwischen den Autos ist dabei jeweils ein Abstand von 50 cm. Nachdem der Erste losfährt, dauert es einen Moment, bis der Fahrer dahinter reagiert und selbst losfährt. Der Abstand vergrößert sich dadurch auf 1,3 m. Dasselbe passiert fortlaufend bei allen Fahrern, bis auch das letzte Auto in Bewegung ist.

    Um wie viel Prozent hat sich die Autoschlange verlängert, nachdem der letzte Fahrer gestartet ist?

    A) 20,32 %
    B) 15,25 %
    C) 14,61 %
    D) 16,96 %
    E) 60 %

14. Die Stärke eines Gravitationsfelds (gr) wird durch die Formel $gr = \frac{G \cdot m}{r^2}$ beschrieben. Für die Gravitationskonstante G gilt: $G = 6,672041 \cdot 10^{-11} \frac{N \cdot m^2}{kg^2}$, die Masse beläuft sich auf m = 200 kg und der Abstand der Massen beträgt r = 2 m.

    Welche Einheit besitzt die Gravitationsfeldstärke?

    A) $\frac{N}{kg}$
    B) m
    C) $\frac{kg}{m^3}$
    D) $\frac{kg^2 N^2}{m}$
    E) $\frac{N}{m}$

15. Wie lautet die folgende Formel nach x aufgelöst?

    $$\frac{x}{x-5} + 2 = \frac{3x-4}{x}$$

    A) x = 2,22
    B) x = 1,66
    C) x = 3,25
    D) x = 5
    E) x = 2,75

16. Die Höhe (y-Richtung), die ein Objekt bei einem waagrechten Wurf in x-Richtung erreicht, kann durch die Anfangsgeschwindigkeit v_x, die Weite, die das Objekt in x-Richtung geworfen wurde (x), und die Fallbeschleunigung g bestimmt werden. Diese Parameter stehen gemäß folgender Gleichung miteinander in Beziehung:

    $$Y = -\frac{g}{2 \cdot v_x^2} \cdot x^2$$

    Wie lautet die nach v_x aufgelöste Gleichung?

    A) $v_x = (2Y)/(-gx^2)$
    B) $v_x = (-xg^2)/Y$
    C) $v_x = \sqrt{(-g/2Y)} \cdot x$
    D) $v_x = (-gx^2)/2Y$
    E) $v_x = g/(2 \cdot x^2)$

17. Zum Zeitpunkt t = 0 befinden sich insgesamt 360 Bakterien der Gattung Mykoplasma pneumoniae im Körper eines Säugetiers. Zum Zeitpunkt t = 2 sind es bereits 12.000 Bakterien.

Um wie viel Prozent haben sich die Bakterien pro Zeiteinheit vermehrt, wenn man das Bakterienwachstum durch die Funktion $N(t) = N(0) \cdot d^t$ annähert? t stellt den Zeitpunkt, d den Wachstumsfaktor und N die Anzahl zum jeweiligen Zeitpunkt dar.

A) 197 Prozent
B) 63 Prozent
C) 1.042 Prozent
D) 791 Prozent
E) 577 Prozent

18. Innerhalb eines Tages werden auf zwei Etagen eines großen Krankenhauses jeweils 300 Betten neu bezogen. In Etage 1 wird damit um 10:00 Uhr begonnen, die Pfleger schaffen hier etwa 25 Betten pro Stunde. In der zweiten Etage beginnt man schon um 6:00 Uhr, die Mitarbeiter schaffen aber nur 18 Betten pro Stunde.

Welche Etage benötigt für das Beziehen der Betten am längsten und wann wird diese fertig?

A) Etage 1, 22:20 Uhr
B) Etage 1, 22:25 Uhr
C) Etage 1, 22:45 Uhr
D) Etage 2, 22:40 Uhr
E) Etage 2, 23:00 Uhr

19. Das Volumen des Blutkreislaufs im Körper lässt sich folgendermaßen bestimmen: In die Blutbahn werden 300 mg einer Substanz injiziert, von der bekannt ist, dass sie sich nur in den Blutgefäßen verteilt, dort aber gleichmäßig. Man wartet nun eine Weile. Während dieser Wartezeit werden bereits 15 % der Substanz ausgeschieden. Anschließend wird anhand einer Blutprobe die Konzentration der Substanz in der Blutbahn gemessen.

Welches Volumen hat die Blutbahn, wenn die Konzentration der Substanz im Blut 0,051 mg/ml beträgt?

A) 5,5 Liter
B) 5 Liter
C) 5,25 Liter
D) 6 Liter
E) 4,85 Liter

20. Phenylalanin ist eine essenzielle Aminosäure. Im Körper wird sie für den Muskelaufbau, den Aufbau von anderen Aminosäuren und die Herstellung von Hormonen benötigt. Eine Phenylalanin-Lösung mit einem Gesamtvolumen von 360 Millilitern und einem Mischungsverhältnis von 1: 14 steht im Labor zur Verfügung. Benötigt wird allerdings eine Phenylalanin-Lösung mit 540 Millilitern und dem Mischungsverhältnis 1: 8.

Welcher Anteil der Lösung, die zu der ersten Phenylalanin-Lösung hinzugegeben werden muss, ist Phenylalanin?

A) $\frac{1}{5}$

B) $\frac{1}{8}$

C) $\frac{1}{10}$

D) $\frac{1}{12}$

E) $\frac{1}{16}$

21. Zwei Flüssigkeiten werden in einem Erlenmeyerkolben zusammengemischt. Die erste Flüssigkeit besitzt 10^{-6} Gramm Kaliumiodid-Ionen pro Liter. Von der ersten Flüssigkeit wird genau 1 Liter in den Erlenmeyerkolben gegeben. Die zweite Flüssigkeit besitzt 10^{-5} Gramm Kaliumiodid-Ionen pro Liter. Von der zweiten Flüssigkeit befinden sich 5 Liter im Kolben.

    Wie viel Kaliumiodid-Ionen befinden sich insgesamt im Erlenmeyerkolben?

    A) $1{,}1 \cdot 10^{-5}$
    B) $5{,}1 \cdot 10^{-5}$
    C) $5{,}1 \cdot 10^{-6}$
    D) $511 \cdot 10^{-3}$
    E) $0{,}51 \cdot 10^{-6}$

22. Die Halbwertszeit (t_H) gibt an, in welcher Zeit die Hälfte der Atome zerfällt.

    Welche der folgenden Aussagen ist richtig?

    A) Element G hat nur die Hälfte der Halbwertszeit von Element X und braucht deshalb doppelt so lange wie Element X, um bis auf $\frac{1}{3}$ der Ausgangsmenge zu zerfallen.
    B) Je größer die Halbwertszeit, desto schneller der Zerfall der Atome.
    C) Element X hat eine sechsfach höhere Halbwertszeit als Element Y und braucht deshalb dreimal so lange wie Element Y, um auf $\frac{1}{16}$ der Ausgangsmenge zu kommen.
    D) Nach 6 Halbwertszeiten ist nur noch $\frac{1}{64}$ der Ausgangsmenge vorhanden.
    E) Nach 4 Halbwertszeiten ist nur noch $\frac{1}{32}$ der Ausgangsmenge vorhanden.

23. Um einen Großbrand in einem Dorf zu stoppen, werden die Feuerwehren aus zwei Städten gerufen. Das Dorf liegt zwischen den beiden Städten, die 13 km voneinander entfernt sind. Eine Feuerwehr hat modernere Fahrzeuge und fährt mit konstant 63 km/h auf das Ziel zu. Die andere Feuerwehr fährt mit konstanten 54 km/h auf das Ziel zu. Beide treffen jedoch gleichzeitig dort ein.

    Wie lange dauert es, bis beide im Dorf eintreffen?

    A) 4,7 min
    B) 12,33 min
    C) 6,67 min
    D) 8,75 min
    E) 5,25 min

24. Die Höhe eines senkrechten Wurfes lässt sich wie folgt berechnen:

    $h = h_0 + v_0 \cdot t - ½ \cdot g \cdot t^2$

    Dabei ist h_0 die Abwurfhöhe, v_0 die Abwurfgeschwindigkeit, t die Zeit und g die Fallbeschleunigung von $9{,}81\ \frac{m}{s^2}$.

    Welche der folgenden Aussagen ist KEINE Umformung des oben beschriebenen Gesetzes?

    I. $g = -\frac{2 \bullet (h - h_0 - v_0 \bullet t)}{t^2}$
    II. $h_0 = h - v_0 \cdot t + \frac{1}{2}\ gt^2$
    III. $g = -\frac{2 \bullet (h - v_0 - h_0 \bullet t)}{t^2}$

    A) Jede der Aussagen
    B) Keine der Aussagen
    C) Aussagen I und II
    D) Nur Aussage III
    E) Aussagen I und III

Übungsset 4

Lösen Sie die folgenden quantitativen und formalen Probleme.
(TMS: 60 Min. für 24 Aufgaben, EMS: 50 Min. für 20 Aufgaben)

1. In einer Urne sind zehn Kugeln, drei davon sind rosa, fünf davon lila und zwei purpurn. Es wird zweimal aus der Urne gezogen, ohne dass die Kugeln zurückgelegt werden.

   Wie hoch ist die Wahrscheinlichkeit dafür, dass im ersten Zug eine rosa Kugel und im zweiten Zug eine purpurne Kugel gezogen wird?

   A) 2,67 Prozent
   B) 3,67 Prozent
   C) 4,67 Prozent
   D) 5,67 Prozent
   E) 6,67 Prozent

2. Ein hochleistungsfähiges Motorrad kann von 0 auf 288 km/h in etwa 16 Sekunden gelangen. Geht man von einer konstanten Beschleunigung a aus, so gilt: $v = a \cdot t$.

   Welche Beschleunigung hat das Motorrad?
   v = Geschwindigkeit in m/s
   a = Beschleunigung
   t = Zeit in s

   A) $15 \frac{m}{s^2}$

   B) $12 \frac{m}{s^2}$

   C) $2 \frac{m}{s^2}$

   D) $5 \frac{m}{s^2}$

   E) $10 \frac{m}{s^2}$

3. Gemäß der sog. Kontinuitätsgleichung ist der Volumenstrom (Querschnittsfläche · Geschwindigkeit) in einem Rohr stets derselbe.

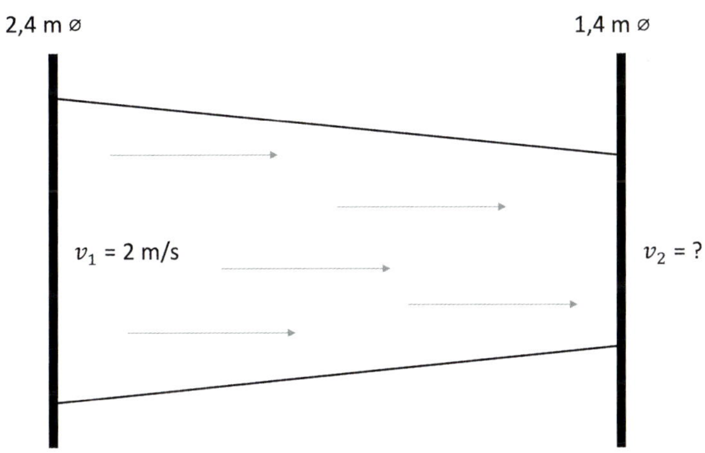

   Wie hoch ist demnach v_2?
   Kreisfläche = $3 \cdot r^2$

   A) 4,88 m/s
   B) 5,90 m/s
   C) 0,76 m/s
   D) 1,63 m/s
   E) 3,27 m/s

4. In einem städtischen Krankenhaus wird auf zwei Etagen insgesamt 84-mal an einem Tag der Blutdruck der Patienten gemessen. Dabei wird in der ersten Etage 11-mal so häufig der Blutdruck gemessen wie in der zweiten Etage.

   Wie oft wird in der ersten Etage der Blutdruck gemessen?

   A) 84 Blutdruckmessungen
   B) 81 Blutdruckmessungen
   C) 68 Blutdruckmessungen
   D) 74 Blutdruckmessungen
   E) 77 Blutdruckmessungen

5. Bei einem Mountainbike-Unfall im Wald hat sich eine Person schwer verletzt. Ein Notarzt befindet sich bereits auf dem Weg zur verletzten Person. Der Einsatzwagen hat auf dem Asphalt eine Geschwindigkeit von 57,6 km/h. Am Waldrand muss der Fahrer des Einsatzwagens jedoch leicht abbremsen. Das Abbremsen erfolgt dabei mit konstanten 0,8 m/s^2.

   Wie lange dauert es, bis der Einsatzwagen auf 11 m/s abgebremst hat, wenn gilt: $v(t) = v_0 - a \cdot t$, wobei v die Geschwindigkeit in m/s, v_0 die Ausgangsgeschwindigkeit in m/s, a die Verzögerung in m/s^2 und t die Zeit in Sekunden sind?

   A) 4,25 Sekunden
   B) 5,25 Sekunden
   C) 6,25 Sekunden
   D) 7,25 Sekunden
   E) 8,25 Sekunden

6. Ein Patient lässt sich aufgrund von Symptomen, die auf Blutarmut (Anämie) schließen lassen, eine Blutprobe entnehmen. Diese zeigt, dass sich in jedem Milliliter seines Bluts etwa 200.000 Thrombozyten, 4 Millionen Erythrozyten und 6.000 Leukozyten befinden.

   Wie viele Thrombozyten, Erythrozyten und Leukozyten befinden sich insgesamt in 4 Litern Blut? Runden Sie gegebenenfalls.

   A) $1{,}5 \cdot 10^{10}$
   B) $1{,}6 \cdot 10^{10}$
   C) $1{,}6 \cdot 10^{11}$
   D) $1{,}6 \cdot 10^{12}$
   E) $1{,}7 \cdot 10^{10}$

7. Das Fick'sche Diffusionsgesetz erlaubt die Berechnung der pro Zeiteinheit in die Lunge diffundierten Menge eines Gases (z. B. Sauerstoff). Die Formel des Gesetzes lautet:

   $$V = \left(\frac{P_1 A}{d} - \frac{P_2 A}{d} \right) \bullet D$$

   P_1 = Partialdruck des Gases im Alveolar Raum
   P_2 = Partialdruck des Gases in den Kapillaren
   A = Austauschfläche
   d = Dicke der Alveolar Membran
   D = Gasabhängiger Diffusionskoeffizient

   Bei einem Lungenemphysem werden die Alveolen, welche für den Gasaustausch zwischen Blut und Luft verantwortlich sind, überdehnt und zerstört. Dadurch geht Austauschfläche verloren.

   Um welchen Prozentsatz sinkt der Diffusionsstrom V, wenn durch die Zerstörung von Alveolen 12 % der Austauschfläche verloren gehen?

   A) 48 %
   B) 6 %
   C) 24 %
   D) 20 %
   E) 12 %

8. Ein Patient bekommt zur Therapie seines Bluthochdrucks einen Betablocker verschrieben. Er nimmt eine 5 mg-Tablette davon zu sich.

Wie hoch ist die Konzentration nach vierundfünfzig Minuten, wenn die Halbwertszeit 9 min beträgt und sich der Wirkstoff gleichmäßig im Blut verteilt? Das Blutvolumen des Patienten beträgt 4,5 Liter.

A) Ca. $17{,}36 \cdot 10^{-4}$ mg/l
B) Ca. $523 \cdot 10^{-4}$ mg/l
C) Ca. $17{,}36 \cdot 10^{-3}$ mg/l
D) Ca. $25{,}72 \cdot 10^{-3}$ mg/l
E) Ca. $498{,}02 \cdot 10^{-4}$ mg/l

9. Beim Atmen nimmt der Körper durch die Lunge Sauerstoff auf, der anschließend in das an den Alveolen vorbeifließende Blut abgegeben wird. Bevor das Blut an der Lunge vorbeifließt, beträgt der Sauerstoffgehalt des Blutes etwa 0,14 Liter Sauerstoff pro Liter Blut. Nach dem Vorbeifließen an der Lunge weist das Blut einen Sauerstoffgehalt von 0,22 Liter pro Liter Blut auf. Die aufgenommene Sauerstoffmenge liegt bei 360 Millilitern pro Minute. Der Sauerstoff, der unmittelbar von der Lunge verbraucht wird, kann vernachlässigt werden.

Wie viel Liter Blut fließen in einer Minute durch die Lunge?

A) 4,7 Liter
B) 4,2 Liter
C) 4,5 Liter
D) 5,0 Liter
E) 7,0 Liter

10. Ein Kieferorthopäde betreibt drei verschiedene Standorte, an denen je zwei Behandlungen durchgeführt werden: B1: Einsetzen von festen Zahnspangen und B2: Anfertigen von abnehmbaren Zahnschienen. An jedem der drei Standorte benötigt jede der Behandlungen verschieden viele Mitarbeiter.

Standort	Benötigte Mitarbeiter für B1	Benötigte Mitarbeiter für B2	Gesamtzahl Mitarbeiter am Standort
S1	4	2	16
S2	3	3	18
S3	2	5	12

Mit welchem Behandlungsprogramm nach Schema „Standort (B1, B2)“ wird der Mitarbeiterbestand bei gleichzeitiger Behandlung vollständig genutzt?

A) S1 (3,4); S2 (3,2); S3 (1,2)
B) S1 (4,0); S2 (3,3); S3 (4,1)
C) S1 (2,3); S2 (2,4); S3 (3,1)
D) S1 (3,2); S2 (6,0); S3 (1,2)
E) S1 (0,8); S2 (2,5); S3 (1,2)

11. In einem ländlichen Gebiet in Oberbayern gibt es unter 5.000 Geburten genau 200 Mehrlingsgeburten. 80 % der Mehrlingsgeburten sind Zwillinge. Von den Zwillingen sind 85 % zweieiig.

Wie viele eineiige Zwillingspaare gibt es?

A) 10
B) 12
C) 16
D) 24
E) 30

12. In Deutschland gilt für die Nutzung von Pkw unter Alkoholeinfluss eine Grenze von 0,5 Promille. Ein 95,59 kg schwerer Mann fragt sich, wie viele Halbe Bier mit je 20 Gramm reinem Alkohol er zu sich nehmen darf, bevor er diese Grenze überschreitet. Die folgende Formel dient jedoch nur zur Annäherung. Um diese weiter zu verbessern, muss man vom Ergebnis noch einmal 30 % abziehen, da nur 70 % in den Blutkreislauf gelangen.

$$c = \frac{a}{r \cdot m}$$

c = Blutalkoholkonzentration in Promille
a = Alkoholmenge in Gramm
r = Anteil von Körperflüssigkeit an der Körpermasse (0,68)
m = Körper Masse in kg
Wie viele Biere wären also erlaubt?

A) keins
B) 1
C) 3,33
D) 2
E) 4,5

13. Ein Spaziergänger verbraucht pro Stunde etwa 420 Kilojoule Energie. Hierfür ist ein Bedarf von 20 Litern Sauerstoff notwendig. Eine weitere Person verbraucht beim intensiven Sporttreiben 3 Liter Sauerstoff in einer Minute. Der Energiebedarf und die Menge des Sauerstoffs sind dabei proportional zueinander.

Wie hoch ist die von zuletzt genannter Person aufgebrachte Energie?

A) 54 Kilojoule pro Minute
B) 21 Kilojoule pro Minute
C) 63 Kilojoule pro Minute
D) 28 Kilojoule pro Minute
E) 35 Kilojoule pro Minute

14. Die Honigbiene durchläuft während ihrer Entwicklung eine Verwandlung vom Ei über verschiedene Larvenstadien zur Puppe und anschließend zur erwachsene Bienen. Das dauert bei der Königin 16 Tage, bei der Arbeiterin 21 Tage, bei der Drohne 24 Tage. Zu einem Bienenvolk gehören zum Zeitpunkt t = 0 rund 11.200 Bienen. Nach zwei Jahren sind es bereits 89.600.

Welchen Wert hat q, wenn man ein Wachstum von $D(t) = D(0) \cdot q^t$ mit D = Bienenbestand und t = Jahr annimmt?

A) 1,720
B) 2,455
C) 2,828
D) 3,336
E) 4,005

15. Ein Patient trinkt über den Tag verteilt verschiedene zuckerhaltige Getränke: Am Morgen ein 3 dl Glas Orangensaft mit einer Zuckerkonzentration von 9 g/100 ml, danach zwei Tassen Kaffee á 250 ml mit einer Zuckerkonzentration von 12 g/100 ml und abends noch ein 25 cl Glas Limonade, welches 8,8 g Zucker pro 100 ml enthält.

Wie hoch müsste die Zuckerkonzentration eines einzigen Getränks pro 100 ml sein, wenn ein 250 ml-Glas davon die Zuckermenge enthalten soll, die der Patient sonst über einen Tag verteilt aufnimmt?

A) 89,2 g/100 ml
B) 37,8 g/100 ml
C) 57,4 g/100 ml
D) 43,6 g/100 ml
E) 16,7 g/100 ml

16. Bei einer Kapitalbedarfsplanung einer Seniorenresidenz kommt zum Vorschein, dass in zwei Jahren etwa 100.000 Euro für die Renovierung von mehreren Türen im Haus benötigt werden. Eine Hälfte der Kosten möchte das Unternehmen direkt bezahlen, die andere soll durch einen Kredit gedeckt werden. Die Seniorenresidenz hat aktuell eine bestimmte Summe auf einem Tagesgeldkonto mit einem Zinssatz von 8 %. Diese Summe ist so ausgelegt, dass sie in zwei Jahren genau die Hälfte der Renovierungskosten deckt.

    Wie hoch ist der Betrag, der aktuell auf dem Tagesgeldkonto liegt?

    A) 40.585,97 Euro
    B) 42.866,94 Euro
    C) 45.009,36 Euro
    D) 48.758,91 Euro
    E) 52.999,24 Euro

17. In einer geriatrischen Klinik sind in der ersten Kalenderwoche 28 Prozent aller Patienten weiblich. In der zweiten Woche sind es 36 Prozent, in der dritten Kalenderwoche sogar 55 Prozent. Diese 55 Prozent entsprechen 385 Frauen. In der zweiten Kalenderwoche waren 38 Patienten mehr in der Klinik als in der ersten Woche. In der dritten Woche waren es wiederum 12 Patienten mehr.

    Wie viele weibliche Patienten gab es in der ersten Kalenderwoche?

    A) 199
    B) 270
    C) 214
    D) 156
    E) 182

18. 4.000 ml einer Kochsalzlösung mit einer unbekannten Konzentration werden mit 2.500 ml einer zweiten Kochsalzlösung mit einer Konzentration von $1{,}2 \cdot 10^{-6}$ g/l sowie mit 1.500 ml destilliertem Wasser und 3.000 ml einer dritten Kochsalzlösung mit einer Konzentration von $5 \cdot 10^{-5}$ g/l vermischt. Die resultierende Lösung hat eine Konzentration von $3 \cdot 10^{-5}$ g/l.

    Wie hoch war die Kochsalz-Konzentration der ersten Lösung?

    A) $0{,}04425 \cdot 10^{-3}$ g/l
    B) $0{,}5423 \cdot 10^{-4}$ g/l
    C) $3{,}251 \cdot 10^{-5}$ g/l
    D) $0{,}03333 \cdot 10^{-3}$ g/l
    E) $0{,}2525 \cdot 10^{-4}$ g/l

19. Der Speichel von Lama glama, einer in Südamerika lebenden Kamelart, enthält pro Milliliter $25{,}42 \cdot 10^{-6}$ g Glykoproteine sowie $0{,}31 \cdot 10^{-5}$ g Verdauungsenzyme und $1{,}6 \cdot 10^{-7}$ g α-Amylase.

    In welchem Zahlenverhältnis stehen Glykoproteine, Verdauungsenzyme und α-Amylase?

    A) 225 : 11,933 : 2
    B) 327,5 : 19,625 : 1
    C) 158,88 : 19,375 : 1
    D) 240 : 16,5 : 2
    E) 424,125 : 36,24 : 1

20. Zum Zweck der genauen Ortsbestimmung wurde die Erde mit einem Gitternetz aus Längen- und Breitengraden überzogen, die sich rechtwinklig kreuzen. Mithilfe der Angabe des Längen- und Breitengrads lässt sich so jeder Ort finden. Die Koordinaten der Unfallstelle eines Skifahrers lauten 10 Grad Ost/8,3 Grad Süd. Die zuständige Unfallklinik befindet sich auf den Koordinaten 37 Grad Ost/7 Grad Nord.

    Wie weit sind die zwei Orte voneinander entfernt, wenn Sie berücksichtigen, dass hier im Schnitt die Längengrade 74 km und die Breitengrade 111 km voneinander entfernt sind?

    (Tipps: Der Äquator ist ein Breitengrad; Satz des Pythagoras [$a^2 + b^2 = c^2$]).

    A) Ca. 2.600 km
    B) Ca. 7.800 km
    C) Ca. 34.000 km
    D) Ca. 28.000 km
    E) Ca. 6.500 km

21. Wie in Deutschland findet auch im Land Managuata ein Aufnahmetest für medizinische Studiengänge statt. Jedoch haben im größten Saal der Hauptstadt nur drei Viertel aller Teilnehmer Platz. Der Bürgermeister ordnet nun an, dass sich 170 Teilnehmer in einen kleineren Saal begeben. Im großen Saal sind jetzt 8 Plätze frei.

    Wie viele Menschen nehmen an dem Test teil?

    A) 355
    B) 648
    C) 692
    D) 708
    E) 680

22. Ein Krankenwagen und ein Notarzt fahren von unterschiedlichen Orten aus zur selben Unfallstelle. Der Krankenwagen kann allerdings nur 20 % langsamer fahren als der Notarzt und hat außerdem einen um 5 % längeren Weg.

    Wie viel früher muss der Krankenwagen losfahren, um gleichzeitig mit dem Notarzt am Unfallort zu sein, wenn der Notarzt 10 Minuten braucht?

    A) 20 Minuten und 30 Sekunden
    B) 3 Minuten und 7,5 Sekunden
    C) 3 Minuten
    D) 6 Minuten und 20 Sekunden
    E) 5 Minuten und 15 Sekunden

23. Die dreiköpfige Familie Hauser baut ein neues Eigenheim in der Nähe von Nürnberg. Hierzu hat die Familie einen Kredit aufgenommen, der rund 2/3 der Baukosten decken soll. Die Bauplanungen sind bereits weit fortgeschritten. Für ihr Bad sucht sich Familie Hauser folgendes Fliesenmuster aus:

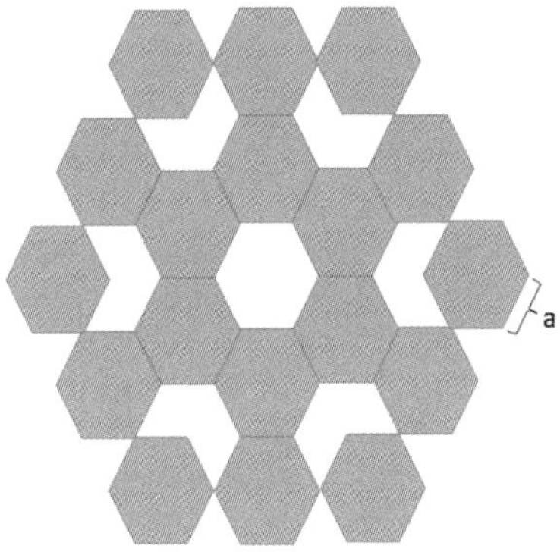

Die Fläche eines Sechsecks berechnet sich folgendermaßen: $A = \frac{3}{2} \cdot \sqrt{3} \cdot a^2$

Wie groß muss die Seitenlänge a sein, wenn der Flächeninhalt der Fliesen insgesamt 13.499,19 cm^2 betragen soll? Rechnen Sie mit $\sqrt{3} = 1{,}73$.

A) 17 cm
B) 34 cm
C) 9 cm
D) 13 cm
E) 82 cm

24. Nach einem Rohrbruch wurde herausgefunden, dass es mehrere Rohre gab, die den Rohrbruch begünstigt hatten. Alle drei Rohre leiteten dabei Abwasser, das eigentlich nicht in die Rohre gehörte. Diese Abwässer verstopften das Rohr letztlich, wodurch es zum Bruch kam. Rohr A mündet in Rohr B und Rohr B fließt kurz darauf in Rohr C, in dem es auch den Bruch gab. Durch Rohr A flossen dabei 12 $\frac{g}{m^3}$ Abwasser, durch Rohr B 9 $\frac{g}{m^3}$ Abwasser und durch Rohr C 18 $\frac{g}{m^3}$ Abwasser.

Wie hoch war die Abfallkonzentration im Wasser des Rohres C, bevor es zum Rohrbruch kam, wenn sich die die Wassermengen der Rohre A, B und C wie folgt verhielten: 3 : 9 : 500?

A) 10,1 $\frac{g}{m^3}$

B) 12,3 $\frac{g}{m^3}$

C) 14,7 $\frac{g}{m^3}$

D) 22,6 $\frac{g}{m^3}$

E) 17,8 $\frac{g}{m^3}$

Übungsset 5

Lösen Sie die folgenden quantitativen und formalen Probleme.
(TMS: 60 Min. für 24 Aufgaben, EMS: 50 Min. für 20 Aufgaben)

1. Gegeben sind vier Mengen: A = {2,4,7,9,25,320}, B = {2,6,9,14,25}, C = {} und D = {2,9,25}. $X \subset Y$ bedeutet: „X ist Teilmenge von Y".

   Welche der Aussagen ist falsch?

   A) $C \subset A$
   B) $B \supset D$
   C) $A \supset D$
   D) $D \subset D$
   E) $B \subset A$

2. Im Rahmen des Ausbaus der Notaufnahme eines großen Krankenhauses soll auch ein Computertomographie-Gerät (CT-Gerät) angeschafft werden. Bei der Planung des kompletten Ausbaus sitzen Ingenieure, Ärzte und weitere Spezialisten zusammen, um das Stockwerk möglichst effektiv zu gestalten. Hierfür wird ein Modell benutzt, das der Veranschaulichung dient. Das CT-Gerät ist in diesem Modell nur $\frac{1}{40}$ so groß, wie ein echtes CT. Ein echtes CT hat eine stattliche Länge von 12,60 m.

   Wie lang ist das Modell des CT-Geräts?

   A) 305 Millimeter
   B) 310 Millimeter
   C) 315 Millimeter
   D) 320 Millimeter
   E) 325 Millimeter

3. Ein Bakterium hat sich nach 120 Minuten bereits 8-mal geteilt.

   Wie viel früher wäre eine Bakterienanzahl von 128 erreicht, wenn man zu Beginn 4 Bakterien aussetzen würde?

   A) 78,75 Minuten früher
   B) 90 Minuten früher
   C) 30 Minuten früher
   D) 46,66 Minuten früher
   E) 24,52 Minuten früher

4. Eine Familie fährt um 10:00 Uhr morgens in den Italienurlaub. Die Strecke ist 420 km lang.

   Wann kommen sie an, wenn sie mit durchschnittlich 120 km/h vorankommen?

   A) 13:50 Uhr
   B) 14:15 Uhr
   C) 13:30 Uhr
   D) 14:30 Uhr
   E) 15:20 Uhr

5. Das Gesetz von Boyle-Mariotte besagt, dass bei idealen Gasen das Produkt aus Druck und Volumen konstant ist. Ein Luftballon mit 5 Litern Volumen platzt ab einem Überdruck von 0,5 Bar ggü. dem Luftdruck (1000 hpa = 1 Bar). Nach dem Aufpusten herrscht im Luftballon ein Überdruck von 50 hpa.

   Um wie viel Prozent muss man demnach das Volumen des Luftballons durch Zusammendrücken verringern, damit er platzt? Gehen Sie davon aus, dass Luft ein ideales Gas ist.

   A) 15 %
   B) 20 %
   C) 40 %
   D) 180 %
   E) 30 %

6. Die Tulpe (Tulipa) gehört zur Familie der Liliengewächse und ist mit ihren 150 Arten die größte und variantenreichste Zwiebelblumengattung. Die Blüte einer Tulpe hat einen Wachstumsfortschritt von 63 % zum Zeitpunkt t = 0. Zum Zeitpunkt t = 3 ist die Blüte zu 84 % ausgewachsen. Es gilt dabei das Wachstumsgesetz $H(t) = H(0) \cdot q^t$.

   Um wie viel Prozent ist die Blüte pro Zeiteinheit gewachsen?

   A) 13,33
   B) 14,50
   C) 15,66
   D) 10,00
   E) 17,25

7. Eine 1-Liter-Flasche eines Fruchtgetränks mit einem Brennwert von 9,45 kcal/100 ml besteht zum einen Teil aus Fruchtsaft und zum anderen aus Wasser. Der Fruchtsaft hat einen Brennwert von 45 kcal/100 ml.

   Wie viel Fruchtsaft enthält das Fruchtgetränk?

   A) 210 ml
   B) 300 ml
   C) 189 ml
   D) 230 ml
   E) 50 ml

8. Es gilt folgende Zahlenreihe: $k_1 = 117649$; $k_2 = 16807$; $k_3 = 2401$; $k_4 = 343$ ...

   Wie lautet der Wert von k_5?

   A) 29
   B) 39
   C) 49
   D) 59
   E) 69

9. Das Produkt von Herzfrequenz und Schlagvolumen ist das Herzzeitvolumen. Bei einem Dauerlauf erhöht sich dieses nun von 400 Litern pro Stunde auf 1.200 Liter pro Stunde und die Herzfrequenz von 80 auf 120.

   Wie verändert sich dann das Schlagvolumen?

   A) Es steigt um 70 %
   B) Es fällt um 150 %
   C) Es steigt um 100 %
   D) Es fällt um 33 %
   E) Es steigt um 400 %

10. Es werden vier verschiedene Lösungen mit jeweils unterschiedlichen Wirkstoff-Konzentrationen miteinander vermischt. Lösung 1 besitzt 4,2 Deziliter Wirkstoff in 2,2 Litern Lösung, Lösung 2 weist in 540 Millilitern insgesamt 0,3 Liter Wirkstoff auf. Lösung 3 besitzt 1.200 Milliliter Wirkstoff in 3.060 Millilitern Lösung. Die letzte Lösung besitzt 80 Milliliter Wirkstoff in 0,42 Litern Lösung.

    Wie hoch ist die ungefähre Wirkstoff-Konzentration in der Lösung?

    A) 26,56 Prozent
    B) 28,04 Prozent
    C) 28,97 Prozent
    D) 30,10 Prozent
    E) 32,15 Prozent

11. Für die Kapazität eines Kondensators C mit $C = \frac{Q}{U}$ gilt:
$\frac{Q}{U} = \varepsilon_0 \cdot \varepsilon_r \cdot \frac{A}{d}$
Wie verändert sich die Spannung U in Volt, wenn man den Abstand der Kondensatorplatten, dargestellt durch die Variable d, erhöht? Angenommen alle anderen Variablen bleiben konstant.

A) Die Volt-Zahl erhöht sich.
B) Die Spannung hängt dann ausschließlich von ε_r ab.
C) Ihr Wert wird kleiner.
D) Die Frage kann nur beantwortet werden, wenn A bekannt ist.
E) Es ist keine Aussage möglich, da auch Q berücksichtigt werden muss.

12. Folgende Tabelle zeigt die Anzahl der Verkäufe eines bestimmten Medikaments an einem Tag.

Welche Formel beschreibt die Entwicklung der Anzahl der Verkäufe?

Tag	1	2	3	4
Anzahl Verkäufe	16384	8192	4096	2048

A) N(t) = N(0) + (1 – p)t
B) N(t) = N(0) – (1 – p)t
C) N(t) = N(0) · (1 – p)t
D) N(t) = N(0) – (1 + p)t
E) N(t) = N(0) · (1 + p)t

13. Für ein Forschungsprojekt, bei dem Blut mit Hilfe von Drohnen transportiert werden soll, werden zwei verschiedene Drohnen in einer Art Flug-Parcours mit einigen Hindernissen auf die realitätsnahe Tauglichkeit getestet. Drohne 1 fliegt 10 km/h, Drohne 2 bewegt sich mit 17 km/h fort. Auf dem gerade einmal 18 m langen Parcours kommt es vor allem darauf an, dass die Drohne mit keinem Hindernis kollidiert.

Wie viele Runden bewegen sich beide Drohnen zusammen, wenn sie 3 Minuten auf dem Parcours unterwegs sind?

A) 75
B) 29
C) 54
D) 64
E) 85

14. Sie kaufen 2019 ein seltenes Anatomiebuch für 6.000 $, von dem Sie sich eine Wertsteigerung von 9 % pro Jahr erwarten. Sie wollen es wiederverkaufen, sobald es über 8.500 $ Wert ist.

Nach wie vielen ganzen Jahren ist dies voraussichtlich der Fall?

A) 5
B) 3
C) 6
D) 8
E) 2

15. Jeden Tag, nachdem der letzte Patient behandelt wurde, räumen zwei Arzthelfer die Praxis auf. Helfer 1 bräuchte dafür allein drei Stunden, Helfer 2 bräuchte zwei Stunden.

Wie lange brauchen beide zusammen?

A) 55 min
B) 72 min
C) 68 min
D) 47 min
E) 75 min

16. Der renale Blutfluss, kurz RBF, ist die Menge Blut, die pro Minute durch die Niere fließt. Durch die Nierenpapille (Papilla renalis) fließen nur 1 % dieses Blutes, durch das Nierenmark (Medulla renalis) 9 %. Die verbleibenden 1,08 Liter Blut fließen durch die Nierenrinde (Cortex renalis). Das Herzminutenvolumen, also die Menge Blut, die pro Minute in den Kreislauf gepumpt wird, ist üblicherweise das Vierfache des RBF.

Wie groß ist das Herzminutenvolumen?

A) 5,40 Liter
B) 7,05 Liter
C) 4,80 Liter
D) 6,60 Liter
E) 8,33 Liter

17. Gegen eine unkomplizierte Blasenentzündung nimmt Frau Wagner am Sonntag in der Früh eine Tablette eines Antibiotikums mit einem Gewicht von 0,8 g ein. Am Ende des Tages sind 55 % des Wirkstoffes der Tablette nicht mehr in ihrem Organismus vorhanden.

Wie viel Milligramm des Medikaments befinden sich am Dienstagabend nach der Einnahme am Sonntag noch im Organismus von Frau Wagner?

A) 30 Milligramm
B) 72,9 Milligramm
C) 1 Milligramm
D) 27,5 Milligramm
E) 82 Milligramm

18. In der Elektrotechnik verhalten sich parallel geschaltete Widerstände gemäß folgender Beziehung:

$$\frac{1}{R_{Ges}} = \sum_{n=1}^{N} \frac{1}{R_n}$$

Wie groß ist $\frac{1}{R_{Ges}}$ bei einer Parallelschaltung von vier Widerständen, wenn gilt:

$R_2 = \frac{4}{16}$

$R_3 = \frac{2}{3}$ $R_1 = \frac{12}{9}$ R_4 und $R_1 = 3$?

A) 2,965
B) 1,333
C) 0,125
D) 4,575
E) 1,625

19. Das Hagen-Poiseuille-Gesetz ist eine Sonderform des Ohm'schen Gesetzes (Stromstärke I = Spannung U pro Widerstand R). In diesem Fall entspricht der Volumenstrom $\frac{V}{t}$ der Stromstärke und die Druckdifferenz ΔP der Spannung.

    Hagen-Poiseuille-Gesetz:

    $$\frac{V}{t} = \frac{r^4 \bullet \pi \bullet \Delta P}{8 \bullet \eta \bullet l}$$

    Welche der folgenden Formeln definiert den Widerstand R?

    A) $\frac{8\,\eta\,l}{r^4\pi}$

    B) $\frac{\pi\,\eta\,l}{8\,r^4}$

    C) $\frac{\eta\,8\,r^4}{\pi\,l}$

    D) $\frac{\pi\,r^4}{8\,\eta\,l}$

    E) $\frac{8\,\eta\,l}{\pi\,r^2}$

20. Der positive prädikative Wert (ppw) gibt Aufschluss über die Aussagekraft eines medizinischen Testverfahrens. Er ist definiert als der Anteil positiv Getesteter, der auch tatsächlich krank ist. Ein guter ppw hängt von der Prävalenz der Krankheit ab. Je seltener die Erkrankung ist, desto höher muss der ppw sein, um eine hohe Wahrscheinlichkeit für eine tatsächliche Erkrankung zu haben. Ein ppw von 90 % oder höher gilt im Allgemeinen als gut.

    Welche Aussagen über einen Test mit ppw von 0,75 sind richtig?

    I. Wenn in einer getesteten Population 585 Kranke sind, fällt der Test 780-mal positiv aus.
    II. Bei 13.576 Getesteten ist das Verhältnis von zu Recht positiv Getesteten und zu Unrecht positiv Getesteten ist 3 : 1.
    III. Unter 3.000 Getesteten werden 750 zu Unrecht positiv getestet.

    A) Jede der Aussagen
    B) Keine der Aussagen
    C) Nur Aussage I
    D) Nur Aussagen II und III
    E) Nur Aussage II

21. Ein Bakterium hat sich nach 3,2 Stunden bereits achtmal geteilt.

    Wie viel eher wäre eine Bakterienzahl von 256 erreicht, wenn initial bereits 16 Bakterien vorhanden gewesen wären?

    A) 96,00 Minuten
    B) 55,72 Minuten
    C) 31,00 Minuten
    D) 48,78 Minuten
    E) 64,00 Minuten

22. Bei der Fotosynthese wandeln Pflanzen 6 Kohlendioxid-Moleküle (CO_2) und 12 Wasser-Moleküle (H_2O) zu einem Traubenzucker-Molekül ($C_6H_{12}O_6$), 6 Sauerstoff-Molekülen (O_2) und 6 Wasser-Molekülen um. Ein Sauerstoff-Atom hat eine Masse von 16 u (units), bei einem Kohlenstoff-Atom sind es 12 u. Insgesamt wiegen alle Produkte der Fotosynthese 480 u.

    Wie schwer ist ein Wasserstoff-Molekül (H_2)?

    Tipp: Bei chemischen Reaktionen ist die Stoffmasse auf beiden Seiten der Gleichung immer dieselbe. Das Gewicht eines Atoms wird in u (units) angegeben und die Zahl hinter einem Buchstaben gibt an, wie viele des jeweiligen Atoms in einem Molekül vorkommen. CO_2 = 1 Kohlenstoff-Atom und 2 Sauerstoff-Atome.

    A) 1 u
    B) 11 u
    C) 2 u
    D) 3 u
    E) 14 u

23. Fünf Bauarbeiter errichten ein kleines Gartenhaus. Sie würden dafür 5 Stunden benötigen. Da es sehr heiß ist, müssen zwei der Bauarbeiter nach 2 Stunden und 30 Minuten aufhören. Nach weiteren 40 Minuten muss noch ein Bauarbeiter aufhören.

    Wie lange müssen die verbliebenen Bauarbeiter noch weiterarbeiten?

    A) 7 Stunden und 20 Minuten
    B) 4 Stunden und 15 Minuten
    C) 5 Stunden und 25 Minuten
    D) 6 Stunden und 12,5 Minuten
    E) 5 Stunden und 15 Minuten

24. Die Atmosphäre der Erde ist die gasförmige Hülle der Erdoberfläche und eine der sogenannten Erdsphären. Sie hat einen hohen Anteil an Stickstoff und Sauerstoff und somit oxidierende Verhältnisse. Die Erdatmosphäre besteht zudem zu 5,2 ppm (parts per million) aus Helium. Hiervon sind wiederum 1,43 ppm Helium 3, ein Isotop des Heliums. Insgesamt befinden sich 3500 t Helium 3 in der Erdatmosphäre.

    Wie viele mol Helium befinden sich dann in der Erdatmosphäre, wenn dieses eine molare Masse von $4 \text{ g} \cdot \text{mol}^{-1}$ hat?

    A) $6.125.000 \cdot 10^7$ mol
    B) $611.888 \cdot 10^9$ mol
    C) $754.666 \cdot 10^9$ mol
    D) $8.450.000 \cdot 10^8$ mol
    E) $340.200 \cdot 10^9$ mol

Übungsset 6

Lösen Sie die folgenden quantitativen und formalen Probleme.
(TMS: 60 Min. für 24 Aufgaben, EMS: 50 Min. für 20 Aufgaben)

1. Im Wartezimmer eines Arztes sitzen 25 Personen die gerade 70 % der ausliegenden Zeitschriften lesen. Wenig später werden drei Zeitschriften zurückgelegt, sodass nur noch 55 % der Zeitschriften belegt sind.

   Wie viele Zeitschriften hat der Arzt im Wartezimmer?

   A) 24 Zeitschriften
   B) 32 Zeitschriften
   C) 20 Zeitschriften
   D) 55 Zeitschriften
   E) 18 Zeitschriften

2. Hyponatriämie bezeichnet eine Störung des Elektrolythaushalts, bei der die Natriumkonzentration im Blutserum zu gering ist. Dem kann man mit einer NaCl-Infusionslösung entgegenwirken. In der Infusionslösung müssen Wasser (in ml) und Natriumchlorid (in g) im Verhältnis 111,11 : 1 vorkommen.

   Wie viel Gramm NaCl müssen demnach in einem Behälter mit $2 \cdot 10^3$ Milliliter Wasser gelöst sein?

   A) 16,8 Gramm
   B) 19,7 Gramm
   C) 18,2 Gramm
   D) 17 Gramm
   E) 18 Gramm

3. Gase mit höherer Dichte sinken in einem Gasgemisch unter die weniger dichten Gase, wodurch es die weniger dichten nach oben treibt.

   Mit welchem der folgenden Gase könnte man demnach einen Ballon, der „fliegen" soll, nicht befüllen? Luft hat eine Dichte von 1,205 g/L. Das Gewicht des Ballonmaterials ist zu vernachlässigen und die folgenden Angaben gelten für 1.013 mbar und 20 °C.

   A) Ethylen: 1,170 g/L
   B) Neon: 0,839 g/L
   C) Butan: 2,480 g/L
   D) Helium: 0,166 g/L
   E) Acetylen: 1,086 g/L

4. Eine Spezial-Putzkraft verdient ca. 32.000 € und reinigt im Jahr etwa 2.832 Operationssäle in einem Krankenhaus.

   Wie viele Putzkräfte müsste man ausbilden, wenn die Operationssäle 3.776-mal im Monat gereinigt werden müssten?

   A) 10
   B) 12
   C) 16
   D) 20
   E) 21

5. Die Aktie der Klinikkette Medi Holdings AG wurde 2014 an der Börse zu einem Preis von 68 € gehandelt. Nach den zwei darauffolgenden Jahren freuten sich die Aktionäre über eine Preissteigerung von insgesamt 12,5 %. Leider war die Freude nur von kurzer Dauer und in Folge aufgedeckter Hygienemängel, die den Umsatz um 31 % fallen ließen, brach die Aktie über die folgenden zwei Jahre um ganze 20 % ein.

   Zu welchem Preis konnte man 2018 eine Aktie der Medi Holdings AG kaufen?

   A) 72,83 €
   B) 61,20 €
   C) 58,33 €
   D) 46,90 €
   E) 60,34 €

6. Im Seniorenwohnheim Westpark in München fällt einem Anwohner ein Blumentopf vom Balkongeländer seiner Wohnung im neunten Stock herunter. Die Stockwerke des Gebäudes sind alle 3 Meter hoch und das Balkongeländer befindet sich auf halber Stockwerkshöhe. Es gilt die Formel $s = \frac{1}{2} \cdot g \cdot t^2$ mit s = Weg in Metern und t = Zeit in Sekunden. Für die Erdbeschleunigung g kann der Wert 10 m/s^2 verwendet werden.

   Nach welcher Zeit t schlägt der Blumentopf ungefähr am Boden auf?

   A) 2,39 Sekunden
   B) 3,05 Sekunden
   C) 3,33 Sekunden
   D) 2,26 Sekunden
   E) 4,27 Sekunden

7. Die Hummel-Apotheke in der Marktstraße von Planegg entscheidet sich dazu, den Verkaufspreis einer Packung Wundpflaster von 6,20 € auf 6,50 € zu erhöhen. Darin sind 19 % Mehrwertsteuer enthalten.

   Wie viel Euro Steuern zahlt man nun auf die Packung Wundpflaster?

   A) 1,04 €
   B) 2,03 €
   C) 1,24 €
   D) 0,89 €
   E) 3,05 €

8. Ein junges MedTech-Startup möchte Roboterarme produzieren, die Chirurgen bei Operationen verwenden können, um Arbeitsschritte zu absolvieren, für die extreme Präzision erforderlich ist. Da für die Entwicklung eines solchen Roboters hohe Investitionen in Forschung und Entwicklung nötig sind, versuchen die Gründerinnen Investoren von ihrer Idee zu überzeugen. Diese wollen jedoch einen genauen Einblick in die Fertigung eines solchen Roboters. Dazu stellen die Gründerinnen nun folgenden Gozintographen auf, der zeigt, wie die verschiedenen Teile mengenmäßig verflochten sind. Die Knoten bezeichnen die Teile, und die gerichteten Kanten geben an, wie viele Einheiten eines Teils für die Herstellung einer Einheit eines nachgelagerten Teils benötigt werden.

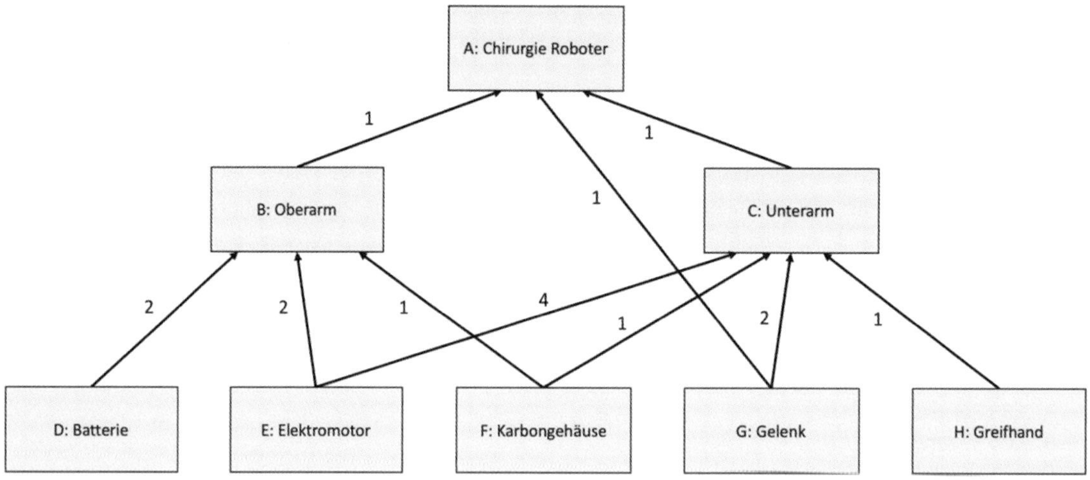

A) G = A + (C · 3)
B) G = C · 2
C) G = 3A
D) G = E · 4 + F + H
E) G = (A − 3) · A

9. Die Kosten für den Telefonanschluss einer HNO-Praxis betrugen über die letzten 2 Jahre 46,30 € pro Monat. Nun wird der Vertrag gewechselt, sodass die Kosten von der Anzahl der telefonierten Minuten abhängen. Die jährlichen Kosten C_J setzen sich beim neuen Vertrag aus der Summe aus Grundpreis C_G und dem Produkt aus Preis pro Minute C_M (in €) und telefonierter Zeit t (in Minuten) zusammen. Der Grundpreis berechnet sich wiederum durch Addition der jährlichen Zahlungen für das Telefon C_T (in €) und dem Grundpreis für die Netznutzung C_N (in €).

Wie viel zahlt die HNO-Praxis von nun an im Monat durchschnittlich für die Nutzung des Telefons, wenn gilt: $C_T = 120$, $C_M = 0{,}05$, $C_N = 29$ und $t = 60$?

A) 110,99 €
B) 12,67 €
C) 14,95 €
D) 152,00 €
E) 9,72 €

10. In der Kantine eines Schwesternwohnheimes soll die Bodenfläche von 32 m · 56 m erneuert werden. Es wurden mattgraue und weiße Klickfliesen ausgewählt. Beide werden in derselben Anzahl verlegt und haben jeweils die Maße 8 cm · 8 cm.

Wie viele weiße Fliesen werden in der Küche verlegt?

A) 160.000
B) 140.000
C) 280.000
D) 260.000
E) 120.000

11. In einigen Sportarten, wie zum Beispiel Bogenschießen, ist die Einnahme von Betablockern, welche beispielsweise zur Behandlung von Bluthochdruck eingesetzt werden, verboten. Diese senken nämlich die Ruheherzfrequenz und den Blutdruck und erlauben damit präzisere Bewegungen.

    Wie lange nach dem Wettkampf sollte ein Dopingtest spätestens durchgeführt werden, wenn jede Stunde 98 % des Betablockers im Körper vernichtet werden und man ihn nur bis zu einer Konzentration von $0{,}144 \cdot 10^{-6}$ mg/l nachweisen kann? Gehen Sie davon aus, dass ein gedopter Sportler eine 5-mg-Tablette eingenommen hat und ein Blutvolumen von 5,55 Litern aufweist.

    A) 4 Stunden
    B) 3,5 Stunden
    C) 12 Stunden
    D) 6 Stunden
    E) 7 Stunden

12. Ein Patient erhält im Rahmen eines schweren medizinischen Eingriffs ein Medikament mit dem Wirkstoff A. Die Wirkstoffdosierung dieses Medikaments wird in internationalen Einheiten (IE) angegeben. Eine Person mit einem Körpergewicht von 75 Kilogramm benötigt eine Dosierung von 3300 IE. Nach dem Eingriff muss das Medikament jedoch schnellstmöglich aus dem Organismus entfernt werden. Hierfür wird ein anderes Medikament, Medikament B, benötigt, das in Form einer Tablette verabreicht wird. Eine Tablette besitzt dabei 30 Milligramm des Wirkstoffs. Damit 500 IE von Medikament A möglichst schnell verdrängt werden, werden 20 Milligramm von Medikament B benötigt.

    Wie viele Tabletten von Medikament B muss eine Person mit einem Körpergewicht von 100 Kilogramm einnehmen, damit Medikament A ausreichend verdrängt wird? Die Dosis von Medikament A verhält sich proportional zum Körpergewicht.

    A) 3 Tabletten
    B) 4 Tabletten
    C) 5 Tabletten
    D) 6 Tabletten
    E) 7 Tabletten

13. Ein Mensch atmet pro Minute 13-mal ein. Im Normalfall gelangen dabei jedes Mal 600 ml Luft in die Lunge. In dem Gasgemisch, das wir als Luft bezeichnen, sind normalerweise 20 Vol.-% Sauerstoff enthalten. In einer Großstadt mit hohem Verkehrsaufkommen sind es nur rund 15 Vol.-%. Verminderte Sauerstoffaufnahme kann zu Müdigkeit, Abgeschlagenheit und Kopfschmerzen führen.

    Mit welchem Volumen reinen Sauerstoffs müsste man pro 20 Minuten die Atemluft eines Bewohners besagter Großstadt anreichern, um eine normale Sauerstoffkonzentration zu erhalten?

    A) 12,5 Liter
    B) 9,75 Liter
    C) 8,25 Liter
    D) 19,75 Liter
    E) 23,4 Liter

14. Das Gesetz von Laplace erlaubt es, die Wandspannung von Gefäßen zu berechnen:

$$K = \frac{r \cdot p}{2 \cdot w}$$

r = der Radius des Gefäßes
p = der Druck, der aus dem Inneren des Gefäßes auf die Gefäßwand wirkt
w = Dicke der Gefäßwand
K = Wandspannung

Was entspricht der Wandspannung?

A) Impuls (Masse · Länge · Zeit^{-1})
B) Arbeit (Länge · Masse · Zeit^{-2})
C) Beschleunigung (Länge · Zeit^{-2})
D) Druck (Masse · Länge^{-1} · Zeit^{-2})
E) Trägheitsmoment (Masse · Länge^{2})

15. Eine Lösung A besteht aus zwei Litern der Lösung B und drei Litern der Lösung C. Die einzigen Bestandteile der Lösung B und der Lösung C sind Flüssigkeit 1 und Flüssigkeit 2. Die Lösung B beinhaltet 20 Volumenprozent der Flüssigkeit 1. Die Lösung C beinhaltet hingegen 40 Volumenprozent der Flüssigkeit 1.

Wie viel Volumenprozent von Flüssigkeit 1 ist in der Lösung A enthalten?

A) 12 Volumenprozent
B) 32 Volumenprozent
C) 62 Volumenprozent
D) 72 Volumenprozent
E) 82 Volumenprozent

16. Eine Zahlenfolge hat folgende Glieder: $d_1 = 1$; $d_2 = 3$; $d_3 = 11$; $d_4 = 43$ ...

Welchen Wert hat d_5?

A) 68
B) 72
C) 171
D) 157
E) 212

17. Der Wasserstoffantrieb gilt als ein zukunftsträchtiges Antriebskonzept, mit dem über die Lebensdauer eines Pkw rund 20 % CO_2-Emissionen gegenüber einem herkömmlichen Pkw eingespart werden können. Ihm liegt die sog. Knallgasreaktion zugrunde, bei der zwei Wasserstoff-Moleküle und ein Sauerstoff-Molekül zu zwei Wasser-Molekülen reagieren. Dadurch wird Energie frei, und übrig bleibt statt Abgasen Wasser.

Wenn bereits 44 % des Inhalts des Wasserstofftanks reagiert haben, was $57.200 \cdot 10^{12}$ Reaktionen entspricht, wie viele Sauerstoff-Moleküle werden dann für die Reaktion des gesamten Tankinhalts benötigt?

A) $14.500 \cdot 10^{12}$
B) $87.000 \cdot 10^{12}$
C) $340.000 \cdot 10^{12}$
D) $120.000 \cdot 10^{12}$
E) $130.000 \cdot 10^{12}$

18. Der sog. Anhalteweg eines Pkw berechnet sich durch Addition der Strecke, die das Auto in der Zeit zurücklegt, die der Fahrer zur Informationsverarbeitung benötigt (Reaktionsweg), zum Bremsweg. Die Formeln zur annäherungsweisen Berechnung der beiden Wege lauten folgendermaßen:

$$\text{Reaktionsweg (in m)} = \frac{\text{Geschwindigkeit (in km/h)}}{10} \cdot 3$$

$$\text{Bremsweg (in m)} = \frac{\text{Geschwindigkeit (in km/h)}}{10} \cdot \frac{\text{Geschwindigkeit (in km/h)}}{10}$$

Wie schnell war demnach ein Pkw, der zum Anhalten einen 10 Meter langen Weg brauchte?

A) 15 km/h
B) 7 km/h
C) 23 km/h
D) 34 km/h
E) 20 km/h

19. Eine speziell für Pflegekräfte ausgerichtete, viertägige Fortbildung im Bereich Digitalisierung kostet für eine Pflegekraft etwa 650 Euro. Ein Pflegeheim stellt den insgesamt 57 Beschäftigten hierfür den Betrag von 29.070 Euro zur Verfügung.

Wie viel Geld müsste jede einzelne Pflegekraft bei gerechter Verteilung des Geldes zusätzlich zahlen?

A) 120 Euro
B) 140 Euro
C) 180 Euro
D) 200 Euro
E) 230 Euro

20. In einem Flaschenzugsystem mit einer Rolle ist die Zugkraft, die man aufbringen muss, um ein Gewicht zu halten, gleich der Gewichtskraft, die das am Flaschenzug hängende Objekt nach unten zieht. Der Zugweg, der benötigt wird, um das Objekt anzuheben, entspricht der Höhe, um die das Objekt angehoben werden soll. Die zum Halten benötigte Zugkraft verhält sich indirekt proportional zur Anzahl der verbauten Rollen. Der Zugweg für das Anheben um eine bestimmte Höhe verhält sich proportional zur Zahl der Rollen.

Wie verändern sich die benötigte Zugkraft und der Zugweg, wenn das am Flaschenzug hängende Gewicht durch ein dreimal so schweres ersetzt wird und man die Zahl der Rollen verdoppelt?

A) Zugkraft: + 50 %, Zugweg: + 100 %
B) Zugkraft: + 33 %, Zugweg: + 200 %
C) Zugkraft: + 200 %, Zugweg: + 200 %
D) Zugkraft: – 50 %, Zugweg: + 100 %
E) Zugkraft: + 300 %, Zugweg: – 50 %

21. Ein Kran, der über ein Zuggewinde mit drei Rollen und drei Seilen verfügt, hebt einen Container an. Dabei wendet er eine Kraft von 65.333,3333 N auf. Die benötigte Kraft, um ein Objekt anzuheben, entspricht der Gewichtskraft G, die es nach unten zieht. Diese berechnet sich durch: $G = m \cdot 9{,}8\ m/s^2$. Jedoch wird die Kraft bei beschriebenem Zuggewinde gleichmäßig auf alle Seile verteilt. Die notwendige Zugkraft zum Anheben entspricht damit dem Quotienten aus Gewichtskraft und Zahl der Seile.

    Wie schwer war der Container?

    G: Gewichtskraft in N ($\frac{kg \cdot m}{s^2}$)

    m: Masse in kg

    A) 20 Tonnen
    B) 40 Tonnen
    C) 30 Tonnen
    D) 15 Tonnen
    E) 24 Tonnen

22. Bei einer Chemotherapie wird Patienten oft ein sog. Portkatheter-System (Port) gelegt. Dadurch lassen sich potenzielle Schmerzen bei langfristigen Venenzugängen umgehen. Zudem lassen sich viele Zytostatika nicht in Tablettenform einnehmen. Ein Patient erhält deshalb über einen Port drei Arten von Zytostatika, die Krebszellen in unterschiedlichen Phasen attackieren: Alkylanzien, Antimetabolite und Anthrazykline. Die drei Medikamente werden dem Patienten in gelöster Form innerhalb von 285 Minuten gleichmäßig zugeführt. Die Alkylanzien-Lösung mit 2 % Wirkstoff wird mit 48 ml/h verabreicht, die Antimetabolit-Lösung mit 0,8 % Wirkstoff und 80 ml/h und die Anthrazyklin-Lösung mit 0,3 % Wirkstoff und 200 ml/h. Dabei entsprechen 1 ml der Wirkstoffe jeweils rund einem Gramm.

    Wie viel Gramm Wirkstoff wurden dem Patienten verabreicht?

    A) 10,45 Gramm
    B) 8,75 Gramm
    C) 6, 45 Gramm
    D) 7,75 Gramm
    E) 4,45 Gramm

23. Ein Schönheitschirurg hat sich auf zwei Behandlungen spezialisiert: Brustvergrößerungen (B_1) für 9.700 € und Nasenbeinbegradigungen (B_2) für 2.400 €. In den 9 h 45 min seiner täglichen Arbeitszeit führt er viermal B_1 und zweimal B_2 durch. B_2 benötigt 25 % mehr Zeit als B_1.

    Wie viele Behandlungen kann er maximal durchführen, wenn die Behandlungszeit für B_1 aufgrund einer neuen Technik auf 1,2 h fällt und weiterhin mindestens zwei Nasenbeinbegradigungen am Tag durchgeführt werden sollen?

    A) 9
    B) 8
    C) 6,5
    D) 5
    E) 7

24. Liegt die Temperatur eines Körpers über dem absoluten Nullpunkt, so gibt dieser Wärmestrahlung an seine Umgebung ab. Wie viel dies bei einem idealisierten Körper der Fläche A und der absoluten Temperatur T ist, lässt sich mit dem Stefan-Boltzmann-Gesetz berechnen. Es besagt, dass die Strahlungsleistung sich proportional zur vierten Potenz der Temperatur T verhält. Der Proportionalitätsfaktor ist dabei das Produkt aus Stefan-Boltzmann-Konstante ($5{,}7 \cdot 10^{-8}\ \frac{W}{m^2\,K^4}$) und der Fläche des Körpers in Quadratmetern.

    Welche Strahlungsleistung hat demnach die Sonne, wenn man davon ausgeht, dass sie ein Körper ist, eine Oberfläche von $6{,}1 \cdot 10^{18}\ m^2$ und eine Temperatur von 6.000 Kelvin hat?

    A) $46{,}98 \cdot 10^{24}$ W
    B) $33{,}09 \cdot 10^{25}$ W
    C) $28{,}76 \cdot 10^{25}$ W
    D) $45{,}06 \cdot 10^{25}$ W
    E) $16{,}54 \cdot 10^{25}$ W

Übungsset 7

Lösen Sie die folgenden quantitativen und formalen Probleme.
(TMS: 60 Min. für 24 Aufgaben, EMS: 50 Min. für 20 Aufgaben)

1. Vier Gärtner mähen den Rasen eines Krankenhauses und benötigen dafür zwei Stunden. Nun fällt einer der Rasenmäher aus, ohne dass dieser ersetzt werden kann.

   Wie lange brauchen die übrigen Gärtner für das Mähen des gesamten Rasens?

   A) 2 h 45 min
   B) 3 h
   C) 4 h 15 min
   D) 3 h 20 min
   E) 2 h 40 min

2. Kupferoxid besteht aus zwei Teilen Kupfer und einem Teil Sauerstoff. Das Sauerstoffteilchen ist etwa viermal leichter als ein Kupferteilchen.

   Welche der folgenden Antwortmöglichkeiten zeigt den korrekten prozentualen Anteil der Masse des Sauerstoffteilchens an Kupferoxid auf?

   A) 11,11 Prozent
   B) 22,22 Prozent
   C) 33,33 Prozent
   D) 44,44 Prozent
   E) 55,55 Prozent

3. Ein Schwimmbecken ist bis zu einer Höhe von 1,36 m mit 24,3 °C warmem Wasser gefüllt. Das Wasser soll ausgetauscht werden und wird dafür zunächst abgelassen. Nach 20 Minuten steht das Wasser nur noch 104 cm hoch und hat sich um 1,5 °C abgekühlt.

   Wie lange wird es unter der vereinfachenden Annahme einer konstanten Abflussgeschwindigkeit noch dauern, bis auch das restliche Wasser abgeflossen ist?

   A) 64 Minuten
   B) 65 Minuten
   C) 66 Minuten
   D) 67 Minuten
   E) 68 Minuten

4. Ein Bodybuilder nimmt täglich zwei Proteinriegel zu sich. Für einen Wettkampf möchte er seine tägliche Proteinmenge verdoppeln. Damit er nicht so viele Riegel kaufen muss, wählt er einen Riegel mit einem Proteingehalt, der 50 % über dem des alten Riegels liegt.

   Wie viele Riegel muss der Bodybuilder nun im Vergleich zur anfänglichen Menge zu sich nehmen.

   A) 15 % weniger
   B) 33 % mehr
   C) 66 % mehr
   D) 50 % mehr
   E) 33 % weniger

5. Das Schlagvolumen beschreibt die Blutmenge, die während eines Herzschlags in die Blutbahn gepumpt wird. Herr Dobler hat im Ruhezustand ein Schlagvolumen von 80 Milliliter. Dabei schlägt sein Herz minütlich etwa 75-mal. Nach 10 Minuten körperlicher Arbeit weist Herr Dobler ein Schlagvolumen von 130 Milliliter auf, sein Herz schlägt dabei 185-mal in der Minute.

   Um welchen Faktor vergrößert sich die Blutmenge, die pro Minute durch sein Herz gepumpt wurde?

   A) Um den Faktor 3
   B) Um den Faktor 4
   C) Um den Faktor 5
   D) Um den Faktor 7
   E) Um den Faktor 8

6. Da Alkohol die Zuckerfreisetzung der Leber hemmt, ist es für Diabetiker wichtig zu wissen, wie viel Alkohol sie zu sich nehmen.

   Welche der folgenden Getränke darf eine weibliche Diabetikerin zu sich nehmen, wenn sie den empfohlenen Wert von 12 g reinem Alkohol pro Tag nicht überschreiten möchte?
   – Glas Tequila 2 cl, 38 Vol.-% Alkohol
   – Glas Bier 500 ml, 4,9 Vol.-% Alkohol
   – Glas Wein 125 ml, 11 Vol.-% Alkohol

   Formel zur Berechnung: Menge in ml · (Vol.-%/100) · Dichte = Gramm reiner Alkohol; Dichte = 0,8 g/cm^3

   A) Ein Glas Tequila oder ein Glas Bier
   B) Ein Glas Tequila und ein Glas Wein
   C) Ein Glas Bier oder ein Glas Wein
   D) Keines der Getränke
   E) Ein Glas Wein oder ein Glas Tequila

7. Ein Startup aus Boston stellt Roboter her, welche in Zukunft bei Operationen assistieren sollen. In einem Roboter kommen dabei auch diverse Zahnräder vor. Eines dieser Zahnräder besitzt 360 Zähne und kann bis zu 700 Umdrehungen pro Minute bewältigen. Ein mit diesem Zahnrad direkt verbundenes weiteres Zahnrad schafft sogar 2.400 Umdrehungen.

   Wie viele Zähne hat dieses Zahnrad?

   A) 250
   B) 205
   C) 105
   D) 150
   E) 305

8. Um ein Grillfeuer zu entfachen, wollen ein paar experimentierfreudige Studenten selbst einen Flüssiganzünder zusammenmischen. Sie verfügen über eine zur Hälfte ausgetrunkene 0,7-Liter-Flasche Vodka mit 44 % Alkoholgehalt und eine Flasche Absinth mit 75 % Alkoholgehalt.

   Wie viel Absinth muss dem Vodka zugeführt werden, um einen funktionierenden Flüssiganzünder zu erhalten? Die Flüssigkeit brennt erst ab einem Alkoholgehalt von über 55 %.

   A) 185,7 ml
   B) 206,5 ml
   C) 192,5 ml
   D) 322 ml
   E) 173,9 ml

9. Für den Transport von lebenswichtigen Organen kommt oft ein Helikopter zum Einsatz. Der Helikopter fliegt mit einer Geschwindigkeit von 175 km/h, das Ziel liegt 840 km entfernt.

   Wie viele Minuten braucht der Helikopter, um zu diesem Ziel zu gelangen, wenn er während des Flugs für 1.800 Sekunden bei einem Krankenhaus, das auf dem Weg liegt, landen muss, um ein weiteres Organ abzuliefern?

   A) 288 Minuten
   B) 300 Minuten
   C) 307 Minuten
   D) 318 Minuten
   E) 329 Minuten

10. Beim Bau eines Einfamilienhauses schaffen die Bauarbeiter 2 % Baufortschritt am Tag. Als das Haus zu drei Viertel fertiggestellt wurde, bemerken die Bauherren, dass in einem Drittel des bisherigen Baus mangelhaft gearbeitet wurde und dieser Teil neu gebaut werden muss.

    Wie viele Tage nach Beginn der Bauarbeiten wird das Haus voraussichtlich fertiggestellt? Die Zeit des Abrisses des mangelhaften Teils ist zu vernachlässigen.

    A) 50 Tage
    B) 46,66 Tage
    C) 75 Tage
    D) 62,5 Tage
    E) 83,33 Tage

11. Beim Zerfall des Nuklids Cäsium-137 zu Barium wird radioaktive Strahlung frei. Es seien 320 Cäsium-Kerne gegeben, von denen 180 Jahre später nur noch 5 Cäsium-Kerne übrig sind, die nicht zu Barium-Kernen geworden sind.

    Wie lautet die Halbwertszeit von Cäsium?

    A) 30 Jahre
    B) 60 Jahre
    C) 180 Jahre
    D) 75 Jahre
    E) 166 Jahre

12. In einem Altenpflegeheim kämpfen 32 % aller Bewohner mit einem Infekt. In der vorherigen Woche hatten sogar noch 58 %, also genau 145 Bewohner einen Infekt.

    Wie viele Personen bewohnen insgesamt das Altenpflegeheim und wie viele von ihnen haben aktuell noch einen Infekt?

    A) 80 Bewohner erkrankt, 220 Bewohner insgesamt
    B) 77 Bewohner erkrankt, 240 Bewohner insgesamt
    C) 84 Bewohner erkrankt, 250 Bewohner insgesamt
    D) 73 Bewohner erkrankt, 230 Bewohner insgesamt
    E) 80 Bewohner erkrankt, 250 Bewohner insgesamt

13. Zu den überlebensfähigen Trisomien zählen die Trisomie 13, 18, und 21. Als einer der zentralen Risikofaktoren für die Entwicklung dieser Trisomien zählt das Alter der Mutter bei der Konzeption. Das Ehepaar Schmidt möchte drei Kinder bekommen. Jedoch ist Frau Schmidt bereits 41 Jahre alt, sodass ein 1,25%-iges Risiko besteht, dass ein Kind mit Trisomie 21 zur Welt kommt.

    Wie hoch ist die Wahrscheinlichkeit dafür, dass eines der drei Kinder Trisomie 21 hat?

    A) 3,07 %
    B) 2,798 %
    C) 4,095 %
    D) 1,224 %
    E) 3,657 %

14. Um die Geschwindigkeit zu berechnen, mit der eine Achterbahn in einen Looping hineinfahren muss, um diesen zu meistern, kann man den Energieerhaltungssatz heranziehen. Dieser besagt, dass die kinetische Energie bei der Einfahrt in den Looping ($E_{kin_0} = \frac{1}{2}mv^2$) mindestens genauso hoch sein muss wie die potenzielle Energie am höchsten Punkt des Loopings ($E_{pot1} = m \cdot g \cdot h$). Hierbei gilt: m = Masse, v = Geschwindigkeit in m/s, g = Erdbeschleunigung (9,81 m/s^2) und h = Höhe in m.

    Wie schnell muss ein 437 kg schwerer Achterbahnwaggon demnach bei der Einfahrt in einen 15 m hohen Looping sein? Reibung kann vernachlässigt werden.

    A) 17,1552 m/s
    B) 21,3255 m/s
    C) 12,8999 m/s
    D) 34,7235 m/s
    E) 9,6441 m/s

15. Ein Patient soll von einem Krankenhaus auf dem Land in eine Spezialklinik in die Stadt verlegt werden. Auf dem Weg zur Spezialklinik fährt der Fahrer konstant 80 km/h. Auf der Fahrt werden 132 Kilometer in 99 Minuten zurückgelegt. Nachdem der Patient abgeliefert wurde, kann der Fahrer wieder zurückfahren. Da er nun keine Eile mehr hat, fährt er dieselbe Strecke mit etwas langsamerer konstanter Geschwindigkeit zurück. Er benötigt ein Drittel mehr Zeit als auf dem Hinweg.

    Mit welcher Geschwindigkeit fährt er zurück?

    A) 68 km/h
    B) 45 km/h
    C) 60 km/h
    D) 64 km/h
    E) 72 km/h

16. In einer Flasche Orangenlimonade mit 0,8 Litern befinden sich 10^{-4} Magnesium-Ionen pro Liter. In Cola befinden sich hingegen $0,6 \cdot 10^{-3}$ Magnesium-Ionen pro Liter. Allerdings wird die Cola in 2-Liter-Flaschen verkauft. Eine Flasche Cola und eine Flasche Orangenlimonade werden nun zu Spezi gemischt.

    Wie viele Magnesium-Ionen befinden sich in 350 ml Spezi?

    A) $2,0 \cdot 10^{-4}$
    B) $2,0 \cdot 10^{-6}$
    C) $1,6 \cdot 10^{-6}$
    D) $1,6 \cdot 10^{-4}$
    E) $1,8 \cdot 10^{-4}$

17. Für Diabetiker ist es wichtig, den Kohlenhydratgehalt einer Speise zu kennen, da der Blutzuckerspiegel dadurch beeinflusst wird. Eine Broteinheit (BE) umfasst 12 g Kohlenhydrate. Ein Typ-II-Diabetiker nimmt 24 BE zu sich, die in drei Pizzen enthalten sind. Mit einem Brennwert der Pizzen von 2.409,8 kcal ist damit auch der tägliche Energiebedarf gedeckt.

    Wie viel Prozent der Energie aus einer Pizza werden nicht aus Kohlenhydraten gewonnen, wenn 1 g Kohlenhydrate im Körper zu 4,1 kcal umgewandelt werden?

    A) 50 %
    B) 33 %
    C) 27 %
    D) 49 %
    E) 64 %

18. Auf einem Flughafen möchten fünf Passagiere möglichst schnell durch die Sicherheitskontrolle gelangen. Es sind zwei Durchgänge geöffnet. Da das Personal auf der linken Seite freundlicher aussieht, gehen die Passagiere mit einer Wahrscheinlichkeit von 60 % auf dieser Seite durch die Kontrolle und mit 40 % auf der rechten.

    Mit welcher Wahrscheinlichkeit gehen drei der fünf Passagiere auf der linken und zwei auf der rechten Seite durch die Kontrolle? Tipp: $\binom{5}{2} = \frac{5!}{2! \bullet 3!}$

    A) 39,73 %
    B) 45,66 %
    C) 72,45 %
    D) 34,56 %
    E) 23,97 %

19. Zink zählt zu den essenziellen Spurenelementen. Das bedeutet, dass es für den Menschen lebensnotwendig ist, aber vom Körper nicht selbst gebildet werden kann. Zudem kann der Körper Zink nicht speichern, sodass es regelmäßig mit der Nahrung zugeführt werden muss. Im Körper einer Person sind in etwa 1,95 Gramm Zink vorhanden. Die Molekülmasse von Zink beträgt 65,38 $\frac{g}{mol}$. Mit der Avogadro-Konstanten ($6{,}022 \cdot 10^{23}$) lässt sich ausrechnen, wie viele Teilchen in einem Mol enthalten sind.

    Wie viele Teilchen Zink befinden sich im Körper der Person?

    A) $13 \cdot 10^{24}$
    B) $18 \cdot 10^{25}$
    C) $14 \cdot 20^{21}$
    D) $17 \cdot 10^{23}$
    E) $18 \cdot 10^{21}$

20. Frau Schulte fährt zur Rehabilitation an den Tegernsee nahe München, da sie wie ca. 1,6 Millionen weitere Menschen in Deutschland an Alkoholsucht litt, von der sie sich nun befreien möchte. Sie hat die Wahl zwischen zwei Zügen, die aus Münster losfahren. Die Strecke zwischen Münster und dem Tegernsee beträgt ungefähr 660 km. Zug 1 fährt um 15 Uhr los und benötigt 7,5 Stunden. Zug 2 fährt eine Stunde später los und benötigt 5 Stunden.

    Wie weit sind die Züge vom Tegernsee entfernt, wenn der schnellere Zug 2 den langsameren Zug 1 überholt?

    A) 332 Kilometer
    B) 356 Kilometer
    C) 379 Kilometer
    D) 384 Kilometer
    E) 393 Kilometer

21. Private Kliniken und Pflegeeinrichtungen legen ihr Geld oft an, da sie möglichst wirtschaftlich handeln müssen. Die Super-Medi GmbH hat sich entschieden, 40 % des Gewinns in zwei verschiedenen Fonds anzulegen. Der komplette Gewinn, der Super-Medi GmbH beträgt 14 Millionen Euro. Der erste Fonds garantiert eine Rendite von 6 % im Jahr, der andere Fonds garantiert eine Rendite von 13 % im Jahr. Nach einem Jahr entsprach die erwirtschaftete Rendite 448.000 Euro.

    Wie viel Euro wurden vor einem Jahr in den Fonds mit einer Rendite von 6 % pro Jahr investiert?

    A) 4.448.000 Euro
    B) 4.840.000 Euro
    C) 4.000.000 Euro
    D) 448.000 Euro
    E) 400.000 Euro

22. Für die vier verschiedenen Infusionsbeutel I1, I2, I3 und I4 gilt:
    - I1 gibt 1 Tropfen in 3 Sekunden ab.
    - I2 gibt 3 Tropfen in 6 Sekunden ab.
    - I3 gibt 6 Tropfen in 3 Sekunden ab.
    - I4 gibt 2 Tropfen in 6 Sekunden ab.

    Welche der folgenden Aussagen ist richtig?

    A) I3 gibt pro Zeiteinheit weniger Tropfen ab als I2, I4 und I1 zusammen.
    B) I2 gibt pro Zeiteinheit ein Viertel mehr Tropfen ab, als I1.
    C) I1 und I3 geben zusammen pro Zeiteinheit $\frac{1}{15}$ dessen ab, was die restlichen Infusionsbeutel zusammen abgeben.
    D) I3 hat nach 12 Sekunden die vierfache Menge an Tropfen abgegeben wie I2.
    E) I4 gibt ein Fünftel der Tropfen von I3 pro Zeiteinheit ab.

23. Die Sensitivität eines diagnostischen Tests gibt an, bei welchem Anteil der Erkrankten der Test tatsächlich anzeigt, dass sie krank sind, also positiv ausfällt. Die Spezifität gibt an, welcher Anteil der Gesunden auch als gesund erkannt wird, sodass der Test negativ ausfällt. In einem kleinen Dorf mit 500 Einwohnern haben sich 20 % eine Influenza-A-Infektion zugezogen. Alle Dorfbewohner werden nun einem Test mit einer Sensitivität von 99 % unterzogen. Dabei kommt es zu 110 positiven Ergebnissen.

    Wie hoch ist die Spezifität?

    A) 68,33 %
    B) 99,95 %
    C) 75,00 %
    D) 97,25 %
    E) 33,33 %

24. Nach einem Rohrbruch im Krankenhaus strömen 100 m^3 Wasser pro Sekunde aus einem der unterirdischen Hauptrohre. Nach zwei Minuten verringert sich die auslaufende Wassermenge des Rohres um 6 m^3/s alle 10 Sekunden. In der fünften Minute schaffen es die Handwerker, die ausströmende Wassermenge um 3 m^3/s alle 5 Sekunden zu verringern. Sobald die ausströmende Wassermenge 4 m^3/s erreicht hat, haben die Handwerker die Situation unter Kontrolle gebracht.

    Wie lange dauert es, bis die Handwerker die Situation unter Kontrolle bekommen?

    A) 180 Sekunden
    B) 280 Sekunden
    C) 260 Sekunden
    D) 160 Sekunden
    E) 300 Sekunden

Übungsset 8

Lösen Sie die folgenden quantitativen und formalen Probleme.
(TMS: 60 Min. für 24 Aufgaben, EMS: 50 Min. für 20 Aufgaben)

1. Der Wert Y vergrößert sich um 60 Prozent. Nun wird er mit dem Wert F, welcher 20 Prozent kleiner ist als der Ausgangswert von Y, multipliziert.

   Um wie viel Prozent hat sich der nun entstandene Wert gegenüber dem Ausgangswert von Y verändert?

   A) 24 Prozent verkleinert
   B) 28 Prozent vergrößert
   C) 26 Prozent verkleinert
   D) Keine Aussage möglich
   E) 28 Prozent verkleinert

2. Der Temperaturverlauf in der Erde hängt von Sonneneinstrahlung, Außenlufttemperatur und zahlreichen weiteren Faktoren ab. Annäherungsweise gilt jedoch, dass die Temperatur in °C im Winter bis zu einer Tiefe von 6,5 Metern mit einem Faktor von 1,7 proportional zur Tiefe in Metern ist. Danach fällt die Temperatur wieder um 0,12 °C pro Meter. Ab einer Tiefe von 15 Metern bleibt die Temperatur konstant.

   Welche Temperatur herrscht in 17 Metern Tiefe vor?

   A) 8,48 °C
   B) 12,9 °C
   C) 7,05 °C
   D) 10,03 °C
   E) 14,06 °C

3. Einem Patienten wurden $5 \cdot 10^{-2}$ g eines Medikaments verabreicht.

   Wann wurde das Medikament verabreicht, wenn es eine Halbwertszeit von 2,9 h hat und im Körper des Patienten bei der morgendlichen Visite um 9:30 Uhr noch $15.625 \cdot 10^{-7}$ g des Medikaments vorhanden waren?

   A) 2 Uhr nachts am selben Tag
   B) 7 Uhr abends am Vortag
   C) 21:50 Uhr am Vortag
   D) 18:30 Uhr am Vortag
   E) 4:30 Uhr nachts am selben Tag

4. Am Wochenende arbeiten in einer Klinik 86 % aller Krankenpflegerinnen und Krankenpfleger. Unter der Woche sind es hingegen nur 70 %. Dies sind 12 Krankenpflegerinnen und Krankenpfleger weniger.

   Wie viele Krankenpflegerinnen und Krankenpfleger arbeiten insgesamt in der Klinik?

   A) 80
   B) 75
   C) 65
   D) 62
   E) 90

5. Für die Herstellung einer Beinprothese werden verschiedene Materialien und Zwischenprodukte benötigt: 8 Schrauben, von denen jede aus 1,75 g Metall besteht, zwei Eisenstangen, die aus jeweils 800 g Metall gefertigt werden und zwei Kohlefaser-Formen, das Fußteil aus 0,45 kg Kohlefaser und das Oberschenkelteil aus 0,68 kg Kohlefaser.

   Wie schwer ist das Material zur Herstellung von 7 Beinprothesen?

   A) 20.308 g
   B) 16,76 kg
   C) 19,308 g
   D) 13,99 kg
   E) 19,208 kg

6. Bei einer Langzeit-Studie mit 1.000 Diabetes-Patienten kam heraus, dass $\frac{1}{8}$ der Patienten einen Nierenschaden aufwiesen. 96 % der Untersuchten gaben an, mit ihrer Lebensqualität zufrieden zu sein.

   Wie viele befragte Personen haben einen Nierenschaden und sind nicht mit ihrer Lebensqualität zufrieden?

   A) 2 Personen
   B) 5 Personen
   C) 12 Personen
   D) keine Aussage möglich
   E) 8 Personen

7. Der Gasaustausch zwischen Blut und alveolärem Gasgemisch findet passiv durch Diffusion statt. Die 0,5µm dicken Alveolen haben insgesamt eine Austauschfläche von 70 m^2. Die treibende Kraft hinter der Diffusion sind Partialdruckunterschiede zwischen venösem und arteriellem Blut.

   Wie hoch ist die Diffusionskapazität der Lunge?

   $$DL = \frac{A}{d} \bullet D$$

   DL = Diffusionskapazität

   A = Austauschfläche

   d = Dicke Alveolar Membran

   D = Gasabhängiger Diffusionskoeffizient, $1{,}75 \cdot 10^{-5}$ m^2/s

   A) 2.450 m^3/s
   B) 3.250 m^3/s
   C) 4.759 m^3/s
   D) 2.630 m^3/s
   E) 4.830 m^3/s

8. Sonnensegel sind futuristische Antriebskonzepte für Raumschiffe, mit denen theoretisch höhere Geschwindigkeiten als mit traditionellen treibstoffbetriebenen Raketen erreicht werden können. Nach drei Jahren Beschleunigung könnte ein Solarsegel bis zu 240.000 km/h schnell werden. Zugrunde liegt die Tatsache, dass durch einfallende Lichtteilchen bei Absorption und Reflexion Druck ausgeübt wird. Der Druck durch Sonnenstrahlen in Erdnähe berechnet sich wie folgt:

$$P=(1+r)\bullet\frac{So}{c}$$

P: Druck in kg · s^2 · m
r: reflektierter Anteil der Sonnenstrahlen
c: Lichtgeschwindigkeit (300 · 10^6 m/s)
So: Bestrahlungsstärke der Sonne

Wie hoch ist die Bestrahlungsstärke der Erde, wenn der Druck auf ein vollständig reflektierendes Objekt in Erdnähe 91,333 · 10^{-7} kg · s^{-2} · m^{-1} beträgt?

A) 2659 $\frac{kg}{s^3}$

B) 1250 $\frac{kg}{s^3}$

C) 1370 $\frac{kg}{s^3}$

D) 766 $\frac{kg}{s^3}$

E) 3867 $\frac{kg}{s^3}$

9. Herbert hatte einen Autounfall. Auf dem Parkplatz eines Supermarkts hat er kurzzeitig die Kontrolle über sein Auto verloren und dabei ein anderes Auto seitlich gestreift. Zum Glück ist er versichert, sodass 87 % des Schadens von der Versicherung übernommen werden. Trotzdem muss er noch 201,50 € selbst zahlen.

Wie viel Euro zahlt die Versicherung?

A) 1467,30 €
B) 1305,50 €
C) 1267,70 €
D) 1348,50 €
E) 1602,70 €

10. Das Gesetz von Laplace erlaubt es, Aussagen über die Druckverhältnisse in Gefäßen und dem Herz zu treffen.

$$\frac{K}{r}=\frac{p}{2\bullet w}$$

r = Radius
p = Druck, der aus dem Inneren auf die Gefäß-/Herzwand wirkt
w = Dicke der Wand
K = Wandspannung

Bei Patienten mit dilatativer Kardiomyopathie kommt es zu einer krankhaften Ausdehnung des Herzmuskels mit einer Erweiterung des Herz-Radius. Bei 73 von 100 Patienten resultiert die erhöhte Belastung der Gefäßwand in einer Herzmuskelhypertrophie, was bedeutet, dass auch die Dicke der Wand zunimmt.

Wie viel höher ist die Wandspannung, wenn der Herz-Radius auf 151 % der Ursprungsgröße wächst und sich die Herzwand um den Faktor 1,24 verdickt?

A) 220 %
B) 16 %
C) 34 %
D) 103 %
E) 22 %

11. Die Internationale Standardeinheit der Stoffmenge ist Mol. Ein Mol umfasst $6{,}022 \cdot 10^{23}$ Teilchen. Es werden nun 1,0269 kg Saccharose (Haushaltszucker) in $0{,}086 \cdot 10^5$ ml Wasser gegeben.

    Wie viele Saccharose-Teilchen befinden sich bei gleichmäßiger Vermengung in einem Liter Wasser? Saccharose hat eine molare Masse von $342{,}30\ g \cdot mol^{-1}$.

    A) 21.007 Millionen $\cdot 10^{10}$
    B) 903 Milliarden $\cdot 10^{11}$
    C) 26.070 Milliarden $\cdot 10^{10}$
    D) 143.000 Milliarden $\cdot 10^{20}$
    E) 21,007 Billionen $\cdot 10^{10}$

12. Eine Tierärztin hat einen Termin auf einem Bauernhof, um dort ein Pferd zu untersuchen. Sie fährt von ihrer Praxis aus 20 Minuten lang mit durchschnittlich 60 km/h, bis sie ihr Ziel erreicht. Bei der Untersuchung des Pferds stellt sie fest, dass sie ein spezielles Werkzeug zur Behandlung benötigt und nochmal zurück zur Praxis muss. Nach 32 Minuten ist sie zurück.

    Wie schnell ist sie auf dem Hin- und Rückweg gefahren, als sie das Werkzeug holte, wenn man davon ausgeht, dass sie jeweils gleich schnell und mit konstanter Geschwindigkeit unterwegs war und sich zwei Minuten in ihrer Praxis aufgehalten hat?

    A) 65 km/h
    B) 73 km/h
    C) 83 km/h
    D) 92 km/h
    E) 80 km/h

13. Eine junge Frau wird von ihren Freunden in die Notaufnahme gebracht. Ihre Freunde berichten, dass sie sich in einer Bar aufgehalten habe und dort plötzlich zusammengebrochen sei. Nach einer Blutabnahme konnte festgestellt werden, dass ihr benzodiazepinhaltige K. O.-Tropfen verabreicht wurden. Pro Stunde werden 12 % des im Körper vorhandenen Wirkstoffs abgebaut.

    Nach wie vielen Stunden ist der Wirkstoff etwa bis auf 53 % der verabreichten Menge abgebaut?

    A) 2 Stunden
    B) 3 Stunden
    C) 5 Stunden
    D) 7 Stunden
    E) 9 Stunden

14. Durch ein menschliches Hirn fließen pro Minute durchschnittlich 0,8 Liter Blut. Das arterielle Blut, also das Blut, das zum Hirn hinführt, hat einen höheren Sauerstoffgehalt als das venöse Blut, also das Blut, welches vom Hirn wegführt. Das liegt daran, dass das menschliche Gehirn eine bestimmte Menge des Sauerstoffs (O_2) verbraucht. Bei Frau Schrödel liegen folgende Konzentrationen vor: 0,22 Liter O_2 pro Liter Blut im venösen Bereich und 0,3 Liter O_2 pro Liter Blut im arteriellen Bereich.

    Wie viele Liter O_2 verbraucht das Gehirn von Frau Schrödel in einer Minute?

    A) 0,08 Liter
    B) 0,8 Liter
    C) 0,56 Liter
    D) 0,64 Liter
    E) 0,064 Liter

15. Die sog. PAH-Clearance beschreibt, wie viel Blutplasma pro Minute von der Testsubstanz PAH durch die Nieren befreit werden kann. Da nur 90 % des PAH durch die Nieren über den Urin ausgeschieden werden und die PAH-Clearance nur diesen Anteil misst, muss man den Wert durch 0,9 teilen, um auf den renalen Plasmafluss zu kommen. Dies ist die Menge an Blutplasma, die pro Minute durch die Nieren fließt. Das Blutplasma ist der Teil des Blutes, der nicht aus zellulären Elementen wie Erythrozyten und Leukozyten besteht. Diese zellulären Elemente haben im Blut einen Volumenanteil von 50 %.

    Wie groß ist die gesamte Blutmenge, die pro Minute durch die Nieren fließt, wenn die PAH-Clearance 630 ml/min beträgt?

    A) 1,4 Liter
    B) 1460 Milliliter
    C) 1,28 Liter
    D) 1250 Liter
    E) 366 Milliliter

16. Geht man davon aus, dass ein Autounfall physikalisch als unelastischer Stoß beschrieben werden kann, lässt sich die Energie, die dabei in Verformungsenergie und Wärme umgewandelt wird, mit folgender Formel berechnen:

$$\Delta W = \frac{1}{2} \bullet \frac{m_1 m_2 \bullet (v_1 - v_2)^2}{m_1 + m_2}$$

    m = Masse (in kg)
    v = Geschwindigkeit (in m/s)
    Δ W = Verformungs- & Wärmeenergie (in Joule)

    Mit welchem Fahrzeugtyp ist das 2.000 kg schwere Fahrzeug_1 am ehesten kollidiert, wenn dabei 375 J Verformungs- und Wärmeenergie frei wurden und Fahrzeug_2 mit 108 km/h unterwegs war und Fahrzeug_1 mit 111,6 km/h?

    A) Lkw (35.000 kg)
    B) Kombi (1.900 kg)
    C) Sportwagen (1.200 kg)
    D) Geländewagen (2.400 kg)
    E) Minivan (1.700 kg)

17. Die Winkelgeschwindigkeit gibt an, wie sich der Winkel pro Zeiteinheit ändert, wenn sich ein Objekt auf einer Kreisbahn bewegt. Gibt man den Winkel im Bogenmaß an, so ist das Verhältnis des Winkels zu 2π gleich des Verhältnisses der Gradzahl zu 360° (Bsp.: 180° = π).

    Wie viel Grad ist ein Rennfahrer von seinem Ausgangspunkt entfernt, wenn er mit einer Winkelgeschwindigkeit von $\frac{1}{6}\pi / s$ 1,5 min lang im Kreis driftet?

    A) 330°
    B) 270°
    C) 30°
    D) 90°
    E) 180°

18. Bei der Obduktion eines Leichnams wird der Körper eines Verstorbenen geöffnet und genau untersucht, um die Todesursache zweifelsfrei festzustellen. Solche Obduktionen können z. B. von der Staatsanwaltschaft oder auch richterlich in Auftrag gegeben werden. Teams aus jeweils 8 von 12 Forensikern der Rechtsmedizin-Abteilung führen pro Jahr an 950 Leichen Obduktionen durch.

    An wie vielen Obduktionen ist jeder Forensiker im Durchschnitt beteiligt, wenn man annimmt, dass ausgewogen durchgewechselt wird?

    A) 543
    B) 533
    C) 633
    D) 710
    E) 505

19. Drei erwachsene Frauen im Alter von 19, 24 und 46 Jahren befinden sich in einem luftdicht abgeschlossenen Raum. Während des Ausatmens geben die Frauen durchschnittlich jeweils 0,33 Liter CO_2 pro Minute ab. Der Raum hat einen Inhalt von genau 50 m^3 mit einem CO_2-Anteil von 0,1 %.

    Wie viele Stunden dauert es ungefähr, bis ein Raumluftgehalt an CO_2 von 2 % erreicht ist?

    A) Ungefähr 10,8 Stunden
    B) Ungefähr 15,8 Stunden
    C) Ungefähr 7,8 Stunden
    D) Ungefähr 4,8 Stunden
    E) Ungefähr 20,8 Stunden

20. Da der Besuch eines Klettergartens mit 40 € pro Person recht teuer ist und bereits 7 Mitarbeiter ankündigten, daran kein Interesse zu haben, plant das Ärzte-Team eines Krankenhauses den gemeinsamen Besuch eines Theaterstücks. Hierbei stehen Komödien und Dramen zur Auswahl. Der Vorteil der Dramen ist, dass diese im Durchschnitt eine längere Dauer haben als die Komödien. Die Komödien haben eine durchschnittliche Dauer von 80 Minuten, die Dramen haben eine Spieldauer von 110 Minuten. Dafür kostet der Besuch eines durchschnittlichen Dramas 20 Euro und eine Komödie nur 9 Euro.

    Um wie viel Prozent ist ein Dramen-Besuch teurer, wenn man das Preis-Leistungsverhältnis (Preis-Spieldauer-Verhältnis) berücksichtigt?

    A) 76 Prozent
    B) 33 Prozent
    C) 18 Prozent
    D) 64 Prozent
    E) 37 Prozent

21. Bei einer Gleichgewichtsreaktion reagieren Stoff A und Stoff B zu Stoff C und Stoff D. Hierfür kann die folgende Gleichung aufgestellt werden. Die Buchstaben in der Gleichung stellen die jeweilige Konzentration in mg/l dar.

    $$K = \frac{[C]^2 \cdot [D]^1}{[A]^2 \cdot [B]^4}$$

    Die Gleichgewichtskonstante (K) besitzt den Wert $\frac{1}{27}$, sofern die Konzentration der Ausgangsstoffe genau 3 $\frac{mg}{l}$ beträgt.
    Welchen Wert nimmt die Gleichgewichtskonstante ungefähr an, wenn die Konzentration der Ausgangsstoffe um 1 $\frac{mg}{l}$ herabgesetzt wird, die Konzentration der Produkte allerdings verneunfacht wird?

    A) 107,5
    B) 300,5
    C) 302,5
    D) 307,5
    E) 3007,5

22. Mukoviszidose ist eine bislang unheilbare Stoffwechselerkrankung, die für unzureichenden Wassergehalt in diversen Organen sorgt und an der ca. 1 von 2500 Personen erkrankt ist. Dadurch kommt es zu Funktionsstörungen verschiedenster Art. Die Krankheit wird autosomal-rezessiv vererbt, was bedeutet, dass sie nur auftritt, wenn ein Kind von beiden Elternteilen ein mutiertes Gen erbt. Ein Mensch hat immer zwei der betrachteten Gene, die mutiert sein können (m) oder nicht (M).

    Wie hoch ist die Wahrscheinlichkeit, dass das Kind eines Mannes, dessen Eltern beide den Genotyp „Mm“ besitzen, krank ist, wenn seine Frau ebenfalls „Mm“ aufweist?

    A) 25 %
    B) 50 %
    C) 12,5 %
    D) 75 %
    E) 33,33 %

23. Das Volumen eines Hohlzylinders lässt sich durch folgende Formel berechnen:

    $$V = \frac{\pi \cdot h}{4} \cdot (D^2 - d^2)$$

    Wie lautet eine mögliche Formel zur Bestimmung der Höhe h?

    A) $h = \frac{4 \cdot \pi}{D^2 - d^2} \cdot V$

    B) $h = \frac{V}{D^2 - d^2} \cdot \frac{4}{\pi}$

    C) $h = \frac{4 \cdot \pi}{V} \cdot D^2 - d^2$

    D) $h = \frac{(-4 \cdot \pi)}{V} \cdot D^2 - d^2$

    E) $h = \frac{4 \cdot V}{D^2 - d^2} \cdot \frac{4}{\pi}$

24. Zwei verschiedene Augenärzte arbeiten in einer Klinik, in der insgesamt 923 Operationen pro Monat durchgeführt werden sollen. Die zwei Augenärzte sollten je 140 der 923 Operationen durchführen. Der erste Arzt schafft 6 Operationen am Tag und schreibt direkt im Anschluss die Berichte zur Operation. Der zweite Arzt schafft hingegen 9 Operationen am Tag, kann den jeweiligen Bericht aber erst 3 Tage später abschließen.

    Wie viele Operationen müssen die beiden Ärzte zusammen noch durchführen, nachdem der zweite Arzt den ersten eingeholt hat, also gleich viele Operationen mit fertigem Bericht vorzuweisen hat?

    A) 194 Operationen
    B) 43 Operationen
    C) 86 Operationen
    D) 9 Operationen
    E) 172 Operationen

Weiterer Platz für Nebenrechnungen:

Weiterer Platz für Nebenrechnungen:

KAPITEL

2 Lösungen

Übungsset 1

Übung	Lösung	Übung	Lösung	Übung	Lösung
1	E	9	A	17	D
2	D	10	B	18	C
3	D	11	B	19	C
4	A	12	E	20	B
5	B	13	B	21	B
6	B	14	D	22	A
7	D	15	D	23	B
8	E	16	D	24	E

Übungsset 2

Übung	Lösung	Übung	Lösung	Übung	Lösung
1	C	9	B	17	D
2	C	10	A	18	D
3	D	11	D	19	A
4	B	12	D	20	B
5	E	13	C	21	A
6	A	14	D	22	D
7	E	15	D	23	D
8	E	16	C	24	B

Übungsset 3

Übung	Lösung	Übung	Lösung	Übung	Lösung
1	A	9	B	17	E
2	B	10	E	18	D
3	B	11	C	19	B
4	B	12	C	20	A
5	B	13	B	21	B
6	A	14	A	22	D
7	E	15	A	23	C
8	D	16	C	24	D

Übungsset 4

Übung	Lösung	Übung	Lösung	Übung	Lösung
1	E	9	C	17	E
2	D	10	D	18	A
3	B	11	B	19	C
4	E	12	D	20	A
5	C	13	C	21	B
6	E	14	C	22	B
7	E	15	D	23	A
8	C	16	B	24	E

Übungsset 5

Übung	Lösung	Übung	Lösung	Übung	Lösung
1	E	9	C	17	B
2	C	10	E	18	E
3	C	11	A	19	A
4	C	12	C	20	E
5	E	13	A	21	A
6	D	14	A	22	C
7	A	15	B	23	E
8	C	16	C	24	B

Übungsset 6

Übung	Lösung	Übung	Lösung	Übung	Lösung
1	C	9	B	17	E
2	E	10	B	18	E
3	C	11	A	19	B
4	C	12	D	20	A
5	B	13	B	21	A
6	A	14	D	22	A
7	A	15	B	23	E
8	C	16	C	24	D

Übungsset 7

Übung	Lösung	Übung	Lösung	Übung	Lösung
1	E	9	D	17	D
2	A	10	D	18	D
3	B	11	A	19	E
4	B	12	E	20	E
5	B	13	E	21	C
6	E	14	A	22	D
7	C	15	C	23	D
8	C	16	D	24	B

Übungsset 8

Übung	Lösung	Übung	Lösung	Übung	Lösung
1	D	9	D	17	E
2	D	10	E	18	C
3	B	11	E	19	B
4	B	12	E	20	D
5	E	13	C	21	D
6	D	14	E	22	A
7	A	15	A	23	B
8	C	16	C	24	E

KAPITEL

3 Lösungshinweise

Zum Übungsset 1

1. Lösung: E

   $\frac{200}{100.000} = 0{,}002;\ 0{,}002 \cdot \frac{3}{4} = 0{,}0015 = 0{,}15$ Prozent

2. Lösung: D
   $2/3 \cdot 30 + 1/3 \cdot x = 1 \cdot 50;\ 20 + 1/3 \cdot x = 50;\ x = 90$

3. Lösung: D
   (150.000 · 0,064) = 9.600 € zusätzlicher Gewinn – 1.400 € zusätzliche Ausgaben = 8.200 €
   → 29.520/8.200 = 3,6 [Jahre]

4. Lösung: A

   $1.600\ ml \cdot 30\ \% + 3.400\ ml \cdot 15\ \% = 990;\ \frac{990\ ml}{1.600\ ml + 3.400\ ml} = 19{,}8\ \%$

5. Lösung: B
   Dreisatz: 1050/7 = 150; 1350/x = 150; x = 9

6. Lösung: B

   $\frac{1 \cdot 13}{\sqrt[3]{27}} = 13/3 = 4{,}3333$ [MeV]

7. Lösung: D
   Da nur 2,23 € anstatt 5,75 € ausgegeben wurden, wissen wir, dass der Inhaltsstoff 5,75 € – 2,23 € = 3,52 € kosten muss. Die zur Wahl stehenden Inhaltsstoffe sind all jene auf der Aggregationsebene unter Codein-Hustensaft, das heißt, wir müssen die Preise für die Inhaltsstoffe auf dieser Ebene berechnen, um den Inhaltsstoff zu finden, der genau 3,52 € kostet. Da 3,52 € über die Hälfte des eigentlichen Gesamtbetrags ausmachen, können wir intuitiv direkt mit den teureren Inhaltsstoffen anfangen. In diesem Fall würde es sich deshalb anbieten, Codein zuerst zu berechnen. Für einen Codein-Hustensaft benötigen wir zwei Einheiten Codein, dafür benötigen wir zwei Einheiten Morphin und dafür wiederum eine Einheit Schlafmohn, welcher 0,66 € kostet. Die Kosten für den Schlafmohn betragen also 2 · 2 · 1 · 0,66 € = 2,64 €. Für die 2 Einheiten Codein benötigen wir außerdem 2 · 4 Einheiten Toluol, was Kosten von 2 · 4 · 0,11 = 0,88 € verursacht. 2,64 € + 0,88€ = 3,52 €. Demnach haben die Assistenten Codein vergessen

8. Lösung: E

   Zeitstrahl 0 | 0,5 | 1 | 1,5 | 2 | 2,5 | 3 | 3,5 | 4 | 4,5 | 5 | 5,5 | 6 | Minuten
   A I   I   I   I
   B   I   I   I   I

   Zwei Verdopplungen von A, bis B sie einholt, also + 300 %

9. Lösung: A
   200 ml Medikament-Lösung enthalten 1/5 T; 200 ml Glucose-Lösung enthalten 1/5 Y; mit 100 ml Wasser sind es insgesamt 500 ml Flüssigkeit, die 1/5 T und 1/5 Y enthalten. Davon sind 100 ml, also 1/5, zu entnehmen → führt zu 1/25 T und 1/25 Y in den entnommenen 100 ml

10. Lösung: B
    2 % von 1,5 ‰ = 0,03 ‰; 3 % von 1,5 ‰ = 0,045 ‰; 95 % von 1,5 ‰ = 1,425 ‰; 1,425–15 % → es werden 0,21375 Promille weniger abgebaut; 0,21375/1,5 = 0,21375 · (1/1,5) = 0,21375 · 0,66 = 0,1425 = 14,25 %

11. Lösung: B

$$\frac{mg}{ml} \cdot \frac{\frac{ml}{min}}{\frac{mg}{ml}} \rightarrow \frac{mg}{ml} \text{ lässt sich kürzen; übrig bleibt: } \frac{ml}{min}$$

12. Lösung: E
Das Ergebnis muss zwischen 1C und 3C, vermutlich sehr nahe an 3C liegen; gegeben sind zunächst 7 Volumeneinheiten, die 3 · C enthalten; d. h. in 7 Volumeneinheiten sind insgesamt 7 · 3 = 21 C enthalten; hinzu kommt noch eine Volumeneinheit und ein C, d. h. insgesamt 8 Volumeneinheit und 22 C; 22 C in 8 Volumeneinheiten = $\frac{22\ C}{8}$
Kontrolle: 22/8C = 2,75C (liegt nahe an 3C)

13. Lösung: B
270 km/h : 3,6 = 75 m/s; t = v/a also (75 m/s)/(10,2 m/s2) = 7,35 s → so lange braucht der Jet, um 270 km/h zu erreichen; s = 0,5 · 10,2 m/s^2 · 7,35s^2 = 275,51 m

14. Lösung: D

0 h	3 h	6 h	9 h	12 h
7000 ml	6160 ml	5420,8 ml	4770,30 ml	4197,864 ml

4198 ml · 1,25 = 5248 ml

15. Lösung: D

$G \cdot \frac{m \cdot M}{r^2} = \frac{m \cdot v^2}{r}$; $v = \sqrt{\frac{G \bullet M}{r}}$; die Formel für v enthält m nicht, daher spielt es keine Rolle, wie schwer der Satellit ist

16. Lösung: D
[(N/m^2) · m^3]/(mol · Kelvin) = (N · m)/(mol · Kelvin) = J/(Kelvin · mol)

17. Lösung: D
1ft = 1,8288 m/6 = 0,3048 m; 105 m/0,3048 m = 344,49
344,49ft

18. Lösung: C
420 mg · 0,3 = 126 mg vor 2. Einnahme; (126 mg + 420 mg) · 0,3 = 163,8 mg vor 3. Einnahme; (163,8 mg + 420 mg) · 0,3 = 175,14 mg vor 4. Einnahme; 175,14 mg + 420 mg = 595,14 mg direkt nach 4. Einnahme

19. Lösung: C
Hinweis: Unterschied von „x-mal so viel" und „x-mal mehr" beachten; da das Verhältnis zwischen Energie und Frequenz konstant ist, kann das Wirkungsquantum außer Acht gelassen werden.
(2.000 · 10^6/6 · 10^6) – 1 = 332,3333

20. Lösung: B
Bei der Berechnung ist es sinnvoll, zu approximieren: –14.000 + 5.000/$1,1^1$ + 5.000/$1,1^2$ + 3.000/$1,1^3$ + 3.000/$1,1^4$ = –1.019,33 [€]

21. Lösung: B
1/T = f, da 1 Sekunde geteilt durch die Schwingungsdauer in Sekunden der Zahl der Schwingungen pro Sekunde entspricht; durch Umformen dieser Gleichung lassen sich alle drei Gleichungen aufstellen.

22. Lösung: A

A: Anfang: 2,8 l	B: Anfang 0 l	C: Anfang 0 l	
A: Ende 1,6 l	B: Ende 1,4 l · 0,2 l = 0,28 l	1,2–0,28 l = 0,92 l	0,92 l · 25 = 23 l

23. Lösung: B
ICE: 120 km entfernt; RB: $\frac{1}{4} \cdot 40 = 10$ km; $\frac{1}{2} \cdot 60 = 30$ km; $120 + 30 + 10 = 160$ km

24. Lösung: E
Um nicht aus der Kurve zu fliegen muss gelten: $F_H = F_Z$;

$$F_Z = 1250\ \text{kg} \cdot \frac{(22{,}5\ \text{m/s})^2}{25\ \text{m}} = 1250\ \text{kg} \cdot \frac{506{,}25\ \text{m}^2/\text{s}^2}{25\ \text{m}} = 1250\ \text{kg} \cdot 20{,}25\text{m/s}^2$$

$F_H = 1250\ \text{kg} \cdot 9{,}81\ \text{m/s}^2 \cdot \mu_{HR}$
Es muss also gelten:
$1250\ \text{kg} \cdot 9{,}81\ \text{m/s}^2 \cdot \mu_{HR} = 1250\ \text{kg} \cdot 20{,}25\text{m/s}^2$
$= 9{,}81\text{m/s}^2 \cdot \mu_{HR} = 20{,}25\text{m/s}^2$

Dementsprechend muss $\mu_{HR} = \frac{20{,}25\ \text{m/s}^2}{9{,}81\ \text{m/s}^2} = 2{,}064$

Zum Übungsset 2

1. Lösung: C
   $0{,}45 \cdot 0{,}8 = 0{,}36$

2. Lösung: C

   $\frac{5}{10} \cdot \frac{3}{10} = \frac{15}{100} = 0{,}15 = 15\ \%$

3. Lösung: D
   Bei kleinerem r muss auch l kleiner werden, damit das Verhältnis aus Länge und Breite gleichbleibt

4. Lösung: B
   Hinweis: Unterschied von „x-mal so viel" und „x-mal mehr" beachten;
   angenommen, Mullbinden kosten x, dann kostet das Erste-Hilfe-Set $x + 9 \cdot x = x \cdot (1 + 9)$;
   insgesamt haben wir 11 Einheiten x; $\frac{35{,}75\,\text{Euro}}{11} = 3{,}25$ Euro

5. Lösung: E
   21 °C = 294 Kelvin, demnach 81 °C = 354 Kelvin; 60 Kelvin Unterschied entsprechen einer Erhöhung um 20,4 %; $T \cdot 1{,}204$, da das Verhältnis konstant bleibt, auch $p \cdot 1{,}204$; p erhöht sich ebenfalls um 20,4 %

6. Lösung: A
   $18/36{,}5 = 0{,}4932$; $0{,}4932 \cdot 6{,}022 \cdot 10^{23} = 2{,}96975 \cdot 10^{23} = 29{,}6975 \cdot 10^{22}$ [Teilchen HCl]

7. Lösung: E
   $20.000€ \cdot 1{,}05^{15} \approx 41.580€$; $0{,}05 \cdot 20.000€ = 1.000€$ p. a. im ersten Jahr, die folgenden Jahre immer etwas mehr; dementsprechend müssen es etwas weniger als 20 Jahre sein

8. Lösung: E
   Metall = 460€, Vollkeramik = 820€; $x \cdot 460 + (25 - x) \cdot 820 = 17.260$; $460 \times - 820 \times + 20.500 = 17.260$; $- 360 \times = - 3.240$; $x = 9$

9. Lösung: B
   20 (kg) · 50 Milligramm = 1.000 mg pro Tag; $\frac{1.000\text{ mg}}{8} = 125$ mg; $\frac{125\text{ mg}}{30\text{ mg}} = 4{,}166$ Löffel

10. Lösung: A
    Dr. Wart hat 40 % ausgegeben für den Kittel; 100 % – 40 % = 60 %; Stethoskop = $0{,}35 \cdot 0{,}6 = 0{,}21 = 21\ \%$; 40 %+21 % = 61 %

11. Lösung: D
    x = Anteil der BPS-Erkrankten über 20; y = Anteil der BPS Erkrankten unter 20;
    $y = 2{,}5x$; $3.514 = x + 2{,}5 \times = 3{,}5x$; $3.514/3{,}5 = 1.004 = x$; $y = 2{,}5 \times = 2{,}5 \cdot 1.004 = 2.510$;
    $2.510/100.000 = 2{,}51\ \%$; $128.000.000 \cdot 0{,}0251 = 3.212.800 = 3.212{,}8 \cdot 10^3$

12. Lösung: D
    $96/12 = 8$; $8 \cdot 1{,}5 = 12 \rightarrow 12$ Gramm werden jede Stunde abgebaut; 12 g $\triangleq$ 0,18 Promille;
    $1{,}5 + 2 \cdot 0{,}18 = 1{,}86$ [Promille]

13. Lösung: C
    Die 0,2 Promille, die durch das Bier hinzukommen, entsprechen der Formel nach 0,2/1,06 = 0,1887 g/l oder 188,7 mg/l. Pro Stunde werden 159 mg/l abgebaut; um also zu errechnen, wie viele Stunden der „Alkoholschub" eines Biers reicht, um über 1,5 Promille zu bleiben, muss man nun 188,7/159 rechnen, was 1,1868 ergibt. Das bedeutet, es dauert 1,1868 Stunden bzw. 1,1868 · 60 min = 71,208 min = 1 h und 11 min, bis man wieder ein Bier trinken muss, um über 1,5 Promille zu bleiben.

14. Lösung: D
    + 5 Grad = 400 % des Ausgangswerts; $4 \cdot 4 \cdot 4 = 64$; + 15 Grad = 6.400 % des Ausgangswerts

15. Lösung: D

$$\frac{V8\eta l}{t\pi R^4} = p_2 - p_1; \frac{V8\eta l}{t\pi R^4} - p_2 = -p_1 \text{ ; schließlich : (–1)}$$

16. Lösung: C
100 % → 50 % → 25 % → 12,5 % → 6,25 % → 3,125 % → 5 Schritte
48h/5 = 9,6h = Halbwertszeit
2 g → 1 g → 500 mg → 250 mg → 125 mg → 62,5 mg → 31,25 mg → 15,625 mg → 7,8125 mg → 3,91 mg → 1,95 mg = 10 Schritte
9,6h · 10 = 96h

17. Lösung: D
(x – 30 s) · 12 m/s = x · 5 m/s nach x auflösen; x = 51,43 s

18. Lösung: D
Volumen · 1,5; dann muss bei umgekehrter Proportionalität Druck · (1/1,5) = 2/3, also um 1/3 abnehmen → 1.019 hpa · 2/3 = 679,33 hpa

19. Lösung: A
Wenn man die die verschiedenen Gruppen der Kranken so arrangiert, dass sie sich am wenigsten überschneiden, überschneiden sich alle drei trotzdem in 10 %

20. Lösung: B
60 · x + 130 · (120 – x) = 13.150; – 70 · x + 15.600 = 13–150; x = 35; 35 · 60 = 2.100 [Euro]

21. Lösung: A
4 · 4 · 4 · 4 = 256; 8 · 8 · 8 · 8 = 64 · 64 = 4.096; $\frac{30.000}{400^4} = \frac{x}{800^4}$;

$$x = \frac{30.000 \cdot 4.096}{256} = \frac{30000 \cdot 16}{1} = 480.000 = 480[KW]$$

22. Lösung: D
Setzt man für x = 1 ein, ist das Ergebnis y = 1 2/3; für x = 2 ist y = 21/3; für x = 3 ist y = 105/23; für x = 4 ist y = 4 1/15

23. Lösung: D
Energiezufuhr wird auf 2.000 · 0,75 = 1.500 [kcal] reduziert; also werden jeden Tag 1600–1500 = 100 [kcal] eingespart; 20 · 7 = 140 [Tage] hat die Person Zeit; 140 · 100 = 14.000 [Kalorien] werden allein durch die verringerte Energiezufuhr verbraucht; insgesamt benötigt man 7.840 · 5 = 39.200 [kcal]; bleiben also noch 39.200–14.000 = 25.200 [kcal], um durch Sport verbraucht zu werden; also 25.200/140 = 180 [kcal] pro Tag.
180 = 540 · (1/3) [h]

24. Lösung: B
A) kann nicht sein, da sehr kleine Zahl links und sehr große Zahl rechts der Gleichung
B) 0,6 · B ergibt nicht die Wurzel von A
C) B · A kann nicht kleiner sein als A
D) Ein Paar aus Tabelle suchen, bei dem man die dritte Wurzel ungefähr berechnen kann, also 48 : 2 oder 384 : 4 → dritte Wurzel annäherungsweise bestimmen, also herumprobieren, bis man weiß, zwischen welchen zwei Zahlen das Ergebnis liegen muss; bei 48 z. B. 4 · 4 · 4 = 64; 3 · 3 · 3 = 27 also zwischen 3 und 4; 2 · 2 · 2 = 8 davon 2/3 (also über die Hälfte) muss über 4 liegen, kann also nicht stimmen

Zum Übungsset 3

1. Lösung: A
   410 km/h/3,6 = 113,88 m/s; 113,88 m/s = a · 36 s = 3,16 m/s^2

2. Lösung: B
   Wenn die Lkws sich treffen, dann müssen sie zusammengenommen 879 km zurückgelegt haben

3. Lösung: B
   $7 \cdot 10^8/cm^3 = 7 \cdot 10^{11}$/Liter ($dm^3$); Blutvolumen = 70 ml · 80 = 5600 ml = 5,6 Liter;
   $5{,}6 \cdot 7 \cdot 10^{11} = 39{,}2 \cdot 10^{11}$ = 3.920.000.000.000

4. Lösung: B
   Nanogramm (ng) = 10^{-9} Gramm (g); 152,55/2/2 = 38,1375, nach 2 Halbierungen und 4h sollte er anhalten

5. Lösung: B
   0,3 mg/l in einem $30m^3$ oder 30.000 Liter Becken benötigen eine Stoffmenge von 9 g (0,3 mg/l · 30.000 l); nach jedem Tag sind noch 90 % der ursprünglichen Menge da; 0,9 · 0,9 · 0,9 · 0,9 = 0,6561, nach 4 Tagen sind also noch 65,61 % des Chlors im Becken; es muss am Anfang so viel hinein, dass 65,61 % davon nicht zu einer Konzentration unter 0,3 mg/l führen; x · 0,6561 = 9 g; x = 9 g/0,6561 = 13,717 g

6. Lösung: A
   Gegeben sind 1.500 HIV-Erkrankte; der Test wird davon 98 %, also 1.470 als krank erkennen; 3.500 sind nicht krank; davon wird der Test 94 %, also 3.290 als nicht-krank erkennen; d. h., dass 210 nicht Erkrankte als krank erkannt werden; insgesamt werden also 1.680 Einwohner positiv getestet und 3.320 negativ

7. Lösung: E
   2 × – 15 = 3 · (x – 15); nach x auflösen; x = 30; Emilie ist 30 Jahre alt, ihre Mutter 60

8. Lösung: D
   1/20mF = 0,05mF; Gleichung aufstellen: 0,05mF = 1/4 × + 1/x; 0,05mF = 5/4x; 0,05mF · 4 × = 5; 4 × = 5/0,05mF = 100mF; x = 100mF/4 = 25mF; die Kapazität des zweiten Kondensators ist 25mF

9. Lösung: B
   122,4 km/h : 3,6 = 34 m/s; $\frac{2.000\,\text{Hz}}{1-\frac{34\,\text{m/s}}{340\,\text{m/s}}} = 2.000\,\text{Hz} \cdot \frac{1}{0{,}9} = 2.000\,\text{Hz} \cdot 1{,}11$

10. Lösung: E
    304,5 K/87.000L = 0,0035 K/L; 343 K/x L = 0,0035 K/L; x = 98.000L; 100.000L – 98.000L = 2.000Liter = $2m^3$

11. Lösung: C
    Alkohol: 5 g/2/2 = 0,125 g; THC in gleicher Zeit: $50 \cdot 10^{-6}$ g/2/2/2/2/2 = $1{,}5625 \cdot 10^{-6}$ g; 0,125/0,0000015625 = 80000; 5h

12. Lösung: C
    x = alles aufgeräumt; erfahrene Person: $\frac{\frac{3}{2}x}{h}$; Praktikant: $\frac{0{,}5X}{h}$ → 1,5 x/h + 0,5 x/h = 2 x/h; beide zusammen benötigen also 30 Minuten zum Aufräumen

13. Lösung: B
    Zwischen den 20 Autos gibt es 19 · 50 cm große Lücken, die jeweils um 80 cm anwachsen; also ist die Schlange am Ende 80 cm · 19 = 15,2 m länger; (99,7 + 15,2)/99,7 = 1,1525 → + 15,25 %

14. Lösung: A

$$\frac{N \cdot m^2}{kg^2} \cdot kg = \frac{Nm^2}{kg} \rightarrow \frac{\frac{Nm^2}{kg}}{m^2} = \frac{Nm^2}{kg} \cdot \frac{1}{m^2} = \frac{Nm^2}{kg\,m^2} = \frac{N}{kg}$$

15. Lösung: A

$\frac{x}{x-5} + 2 = \frac{3x-4}{x}$ | $\cdot x$

$x(\frac{x}{x-5}) + 2x = 3x - 4$ | $-2x$

$\frac{x^2}{x-5} = x - 4$ | $\cdot (x-5)$

$x^2 = (x-4) \cdot (x-5)$

$x^2 = x^2 - 4x - 5x + 20$ | $-x^2$

$0 = -9x + 20$ | $+9x$

$9x = 20$ | $: 9$

$x \approx 2{,}22$

16. Lösung: C

$Y \cdot \left(2 \cdot v_x^{\ 2}\right) = -g \cdot x^2\ ;\ v_x^{\ 2} = \frac{-g \cdot x^2}{2Y}\ ;\ v_x = \sqrt{\frac{-g}{2Y}} \cdot x$

17. Lösung: E

$12.000 = 360 \cdot d^2$; $d^2 = \frac{12.000}{360} \approx 33{,}33 \rightarrow d = \sqrt{33{,}33} \approx 5.77 = 577\ \%$

18. Lösung: D
E1: 300 Betten, 25 $\frac{B}{h}$, Beginn 10:00 Uhr; E2: 300 Betten, 18 $\frac{B}{h}$, Beginn 6:00 Uhr; → E1: 12h und E2: 16h 40min → E1 = 10 Uhr + 12h = 22 Uhr; E2 = 6Uhr + 16h40min = 22:40 Uhr

19. Lösung: B
$300 \cdot 0{,}85 = 255$; 255 mg/x ml = 0,051 mg/ml; 255 mg/0,051 mg/ml = 5000 ml = 5 Liter

20. Lösung: A

$360 \cdot \frac{1}{15} + (540-360) \cdot x = 540 \cdot \frac{1}{9}$; $24 + 180 \cdot x = 60$; $x = \frac{36}{180} = \frac{1}{5}$

21. Lösung: B
$(1/1.000.000) + (1/100.000) \cdot 5 = 51/1.000.000 = 5{,}1 \cdot 10^{-5}$

22. Lösung: D
1 t_H entspricht $\frac{1}{2}$; 6 t_H entsprechen $\frac{1}{64}$ der Ausgangsmenge

23. Lösung: C
Gleichung aufstellen: x = Zeit und Zeit · Geschwindigkeit ist die Entfernung. x h · 63 km/h = 13 km – x h · 54 km/h; man muss sich die Strecke zwischen den Städten wie einen 13 km langen Meterstab vorstellen; die eine Feuerwehr startet bei 0 und die andere bei 13 km, aber rückwärts, darum das „13 –" in der Gleichung; welche der Feuerwehren bei 13 startet, ist dabei egal; nun löst man die Gleichung nach x auf: 63 km/h · x h + 54 km/h · x h = 13 km; 117 km/h · x h = 13 km; x h = (13 km)/(117 km/h) = 1/9h, 60min/9 = 6,67min

24. Lösung: D
Umformungen I und II sind korrekt, Umformung III nicht

$h = h_0 + v_0 t - ½ g t^2$ | x 2
$h = 2h_0 + 2v_0 t - g t^2$ | $+g t^2$
$2h + g t^2 = 2h_0 + 2v_0 t$ | $-2h$
$g t^2 = 2h_0 + 2v_0 t - 2h$ | $/ t^2$
$g = (2h_0 + 2v_0 t - 2h) / t^2$ | -2 ausklammern
$g = -2(-h - v_0 t + h) / t^2$ | umformen
$g = -2(h - h_0 - v_0 t)) / t^2$
→ I. ist korrekt, III. nicht

$h = h_0 + v_0 t - ½ g t^2$ | $-v_0 t$ sowie $+ ½ g t^2$
$h_0 = h - v_0 t + ½ g t^2$
→ II. ist korrekt

Zum Übungsset 4

1. Lösung: E

$\frac{3}{10} \cdot \frac{2}{9} = \frac{6}{90} = 0{,}06667 = 6{,}67\,\%$

2. Lösung: D

$288\,\frac{km}{h} = \frac{288.000\,m}{3.600\,s} = 80\,\frac{m}{s}$; $a = \frac{v}{t} = \frac{80\,m/s}{16\,s} = 5\,\frac{m}{s^2}$

3. Lösung: B
$A_1 = (1{,}2\,m)^2 \cdot 3 = 1{,}44m^2 \cdot 3 = 4{,}32m^2$; $4{,}32m^2 \cdot 2\,m/s = 8{,}64m^3/s$;
$A_2 = (0{,}7\,m)^2 \cdot 3 = 0{,}49m^2 \cdot 3 = 1{,}47m^2$; $1{,}47m^2 \cdot x = 8{,}64m^3/s$; $x = 5{,}9\,m/s$

4. Lösung: E
$x + 11\,x = 84$; $x \cdot (1 + 11) = 84$; $x = 84/12 = 7$; $84–7 = 77$

5. Lösung: C

$11\,m/s = 16\,m/s – 0{,}8\,m/s^2 \cdot t$; $t = \frac{5\,m/s}{0{,}8\,m/s^2} = 6{,}25\,s$

6. Lösung: E
4 Liter entsprechen $8 \cdot 10^8$ Thrombozyten + $16 \cdot 10^9$ Erythrozyten + $24 \cdot 10^6$ Leukozyten = 16.824.000.000 Blutzellen ≈ $1{,}7 \cdot 10^{10}$ Blutzellen

7. Lösung: E

Formel umstellen: $V = \left(\frac{P_1}{d} - \frac{P_2}{d}\right) \cdot A \cdot D$; es gilt direkte Proportionalität, also sinkt V ebenfalls um 12 %

8. Lösung: C
54min/9min = 6 → 6 Halbierungen; 5 mg/4,5Liter ≈ 1,1111 mg/l; 1,1111/2/2/2/2/2/2 = 0,01736 = $17{,}36 \cdot 10^{-3}$ mg/l

9. Lösung: C
Differenz Sauerstoffgehalt: 80 ml; $\frac{360ml}{80ml} = 4{,}5$

10. Lösung: D
S1: $3 \cdot 4 + 2 \cdot 2 = 16$; S2: $6 \cdot 3 + 0 \cdot 3 = 18$; S3: $1 \cdot 2 + 2 \cdot 5 = 12$

11. Lösung: B
Entscheidend ist, „Zwillinge“ nicht mit „Mehrlinge“ gleichzusetzen, da zwar alle Zwillinge Mehrlinge sind, aber nicht alle Mehrlinge auch Zwillinge; 200 Mehrlinge · 0,8 = 160 Zwillinge; 160 Zwillinge · (1–0,85) = 160 Zwillinge · 0,15 = 24 eineiige Zwillinge; da nach Zwillingspaaren gefragt ist: 24/2 = 12

12. Lösung: D
20/(96 · 0,7) ≈ 20/67 ≈ 0,3; 0,3 · 0,7 = 0,21; der Mann hat daher nach einem Bier 0,21 Promille, nach zweien das 0,42; das würde aber immer noch unter 0,5 Promille liegen; es wären also zwei Bier in Ordnung

13. Lösung: C
Spaziergänger: 20 l/60 min = 1/3 l/min Sauerstoff sowie 420 KJ/60 min = 7 KJ/min Energie; der Sportler benötigt 3 Liter Sauerstoff pro Minute, also das Neunfache; dementsprechend auch der neunfache Energiebedarf

14. Lösung: C

$89.600 = 11.200 \cdot q^2$; $q = \sqrt{\frac{89.600}{11.200}} = \sqrt{\frac{896}{112}} = \sqrt{8}$; $\sqrt{8}$ ist etwas kleiner als 3

15. Lösung: D
Orangensaft: 3 dl = 300 ml → 3 · 9 g = 27 g; Kaffee: 2 · 250 ml = 500 ml, 5 · 12 g = 60 g;
Limonade: 25 cl = 250 ml → 2,5 · 8,8 g = 22 g; Summe: 27 g + 60 g + 22 g = 109 g;
Getränk: X · 2,5 = 109,5 g; X = 109 g/2,5 ≈ 44 g (43,6 g)

16. Lösung: B

50.000 € direkt und 50.000 € Kredit; $E_0 \cdot 1{,}08^2 = 50.000$; $1{,}08^2 = 1{,}1664 \approx 1{,}17 = \frac{117}{100} \rightarrow E_0 = \frac{50000 \cdot 100}{117} = 42.735{,}04$ [€] → nicht in Ergebnissen, da vorhin von 1,1664 auf 1,17 aufgerundet; richtig ist ein minimal größeres Ergebnis

17. Lösung: E

3. Woche: $\frac{385}{0{,}55} = 700$ Patienten; 1. Woche: 700 – 38 – 12 = 650 Patienten; 0,28 · 650 Patienten = 182 Patienten

18. Lösung: A

$4000 \cdot x + 2500 \cdot 1{,}2 \cdot 10^{-6} + 1500 \cdot 0 + 3000 \cdot 5 \cdot 10^{-5} = 11000 \cdot 3 \cdot 10^{-5}$;
$4000 \times + 300 \cdot 10^{-5} + 15000 \cdot 10^{-5} = 33000 \cdot 10^{-5}$;
$4000 \times = 17700 \cdot 10^{-5}$;
$x = 4{,}425 \cdot 10^{-5} = 0{,}04425 \cdot 10^{-3}$

19. Lösung: C

$254{,}2 \cdot 10^{-7}$ g Glykoproteine, $31 \cdot 10^{-7}$ g Verdauungsenzyme, $1{,}6 \cdot 10^{-7}$ g α-Amylase; 1,6 · 19,375 = 31; 1,6 · 158,88 = 254,2

20. Lösung: A

Die Orte liegen 27 Längengrade und 15,3 Breitengrade auseinander; 27 · 74 = 1.998; 15,3 · 111 = 1.698,3; $1.998^2 + 1.698{,}3^2 = x^2$ → runden auf: $2.000^2 + 1.700^2 = x^2$; $4.000.000 + 2.890.000 = 6.890.000 = x^2$; $\sqrt{6.890.000}$ muss zwischen 2.000 und 3.000 liegen

21. Lösung: B

Da 170 in den kleinen Saal gehen und im großen Saal dann 8 Plätze frei sind, müssen die 170 Teilnehmer 1/4 der Gesamtteilnehmer + 8 sein; also sind 162 Teilnehmer ein Viertel aller Teilnehmer, demnach 648 insgesamt

22. Lösung: B

Es gilt eine indirekte Proportionalität zwischen Geschwindigkeit und benötigter Zeit, d. h. Geschwindigkeit · 0,8 → Zeit · 1/0,8 = Zeit · 1,25; durch die verminderte Geschwindigkeit braucht der Krankenwagen 25 % länger; zwischen Strecke und Zeit gibt es eine direkte Proportionalität, d. h. 5 % längere Strecke entspricht 5 % mehr Zeit; wenn der Notarzt 10 Minuten braucht, benötigt der Krankenwagen also wegen der langsameren Geschwindigkeit und der längeren Strecke 10 min · 1,25 · 1,05 = 12,5 min · 1,05 = 13,125 min = 13 1/8 min bzw. 13 min und 7,5 s → das sind 3 min und 7,5 s mehr als der Notarzt

23. Lösung: A

$13.499{,}19\text{cm}^2 = 1{,}5 \cdot 1{,}73 \cdot a^2 \cdot 18$; $13.499{,}19/18 = 749{,}955\text{cm}^2$ Fläche eines Sechsecks.
$749{,}97/1{,}5 = 499{,}97$; $499{,}97\text{cm}^2 = 1{,}73 \cdot a^2$; $289\text{cm}^2 = a^2$; 17 cm = a; bei diesen Werten bietet es sich an, zu runden; zudem gilt: $\sqrt{300} = \sqrt{3} \cdot \sqrt{100}$, der Wert für $\sqrt{3}$ ist oben angegeben

24. Lösung: E

Keine Rechnung nötig; da viel mehr Wasser durch Rohr C läuft, muss die Konzentration sehr nahe am Wert von C sein

Zum Übungsset 5

1. Lösung: E
   Da nicht alle Elemente von B in A enthalten sind, ist B keine Teilmenge von A

2. Lösung: C

   $\frac{12600\text{mm}}{40}$ = 315 Millimeter

3. Lösung: C
   Bakterium teilt sich alle 120/8 = 15 [min]; falls man am Anfang 4 Bakterien aussetzt, werden sozusagen die ersten 2 Teilungen gespart (1 · 2 = 2; 2 · 2 = 4), da von Anfang an 4 da sind; also 15 min · 2 = 30 min früher

4. Lösung: C
   420/120 = 3,5 → 10:00 + 3,5h = 13:30 Uhr

5. Lösung: E
   Druck im Luftballon: 50 hpa + 1.000 hpa, da 50 hpa nur den Überdruck darstellen; 1050 · 5 = 5.250 [hPa]; zum Platzen muss ein Druck von 1.500 hpa erreicht werden; 1.500 hpa · x = 5.250 hpa; x = 3,5; 3,5/5 = 70 %, also muss das Volumen des Luftballons um 30 % verringert werden

6. Lösung: D
   $0{,}84 = 0{,}63 \cdot q^3$; $1{,}33 = q^3$; $\sqrt[3]{1{,}33} = q$; q = 1,1

7. Lösung: A
   9,45 · 1 = x · 45 + (1 – x) · 0; 9,45 = x · 45; 9,45/45 = x = 0,21; 21 % von einem Liter sind 210 ml

8. Lösung: C
   $k_{n+1} = k_n/7$; $\frac{2401}{343} = 7$; $\frac{343}{7} = 49$; $k_5 = 49$

9. Lösung: C
   Hf · Sv = Hzv; (Hf · 1,5) · (Sv · x) = Hzv · 3; x = 2 also + 100 %

10. Lösung: E

    $$\frac{420\text{ml} + 300\text{ml} + 1200\text{ml} + 80\text{ml}}{2200\text{ml} + 540\text{ml} + 3060\text{ml} + 420\text{ml}} = \frac{2000}{6220} = 0{,}32154 \approx 32{,}15 \text{ Prozent}$$

11. Lösung: A
    Da d im Nenner steht, wird der gesamte rechte Teil der Gleichung kleiner; damit bei unverändertem Q die Gleichung immer noch gültig ist, muss U größer werden

12. Lösung: C
    Exponentieller Verfall

13. Lösung: A
    3min = 0,05h; (10 km/h + 17 km/h) · 0,05h = 1,35 km = 1350 m; 1350 m/18 m = 75 → 75 Runden

14. Lösung: A
    6.000 · 1,09 · 1,09 · 1,09 · 1,09 = 8.469,5 nach 4 Jahren; also erst nach 5 ganzen Jahren über 8.500

15. Lösung: B
    In einer Stunde hat Helfer 2 50 % und Helfer 1 33 % der Praxis aufgeräumt; also 1,5/3 + 1/3 = 2,5/3 nach 1h; um auf 3/3 zu kommen, muss man zu 2,5 noch ein Fünftel addieren; zu einer Stunde also auch, ergibt 60 + 12 = 72 [min]

16. Lösung: C
    90 % des RBF entsprechen 1,08 Litern; 1,08/0,9 = 1,2; der gesamte RBF sind also 1,2 Liter; RBF · 4 = 4,8 Liter

17. Lösung: B
 45 % von 800 mg sind 360 mg am Sonntagabend; Montagabend: 162 mg; Dienstagabend: 72,9 mg

18. Lösung: E
 $R_2 = \frac{2}{3} R_1$; $R_2 = \frac{2}{3} \cdot 3 = 2$; $2 = 0{,}25 \cdot R_3$; $R_3 = 8$; $2 = 1{,}3333 \cdot R_4$; $R_4 = 1{,}5 \rightarrow 1/R_{Ges} = 1/3 + 1/2 + 1/8 + 1/1{,}5 = 0{,}3333 + 0{,}5 + 0{,}125 + 0{,}6666 = 1{,}625$

19. Lösung: A
 Ohm'sches Gesetz umstellen R = U/I; dann in der Formel V/t und ΔP durch I und U ersetzen und nach R umformen; Tipp: 1/(a/b) = b/a

20. Lösung: E
 Nur II., da in jedem Fall 3/4 der positiven Ergebnisse korrekt sind und 1/3 nicht; I. ist nicht korrekt, da nicht bekannt ist, wie viele Kranke auch erkannt werden; bekannt ist lediglich, wie viele tatsächlich Kranke sich unter den positiv Getesteten befinden; III. ist nicht korrekt, da es sich um insgesamt Getestete handelt und nicht um positiv Getestete

21. Lösung: A
 3,2/8 = 0,4; 0,4 · 60min = 24min; 16-fache Anzahl zu Beginn bedeutet, dass man 4 Teilungsvorgänge „überspringt"; 4 · 24min = 96min

22. Lösung: C
 Zählen, wie viel vom jeweiligen Atom dabei ist: 6C, 12H + 12H, 6O + 12O + 6O; 6C + 24H + 24O; Massen von O und C sind bekannt, also einsetzen: 6 · 12 + 24 · 16 + 24 · O = 456 + 24 · O = 480; 24 · O = 24 → O = 1 ein Wasserstoff-Molekül (H_2) besteht aus 2 davon, also Masse 2u

23. Lösung: E
 2h 30min = 2,5h; 50 % von 5h also 50 % Baufortschritt; nun nur noch 3 Arbeiter, es gilt also, herauszufinden, wie lange 3 Bauarbeiter für das gesamte Haus bräuchten; indirekte Proportionalität, also 5 · 5 = 3 · x; x = 8,33; also 8,33h für das ganze Haus; mit 3 Bauarbeitern wird aber nur 40min lang gebaut; 40min = 0,66h, 0,66/8,33 = 1/12,5 = 8/100 = 0,08 = 8 % Fortschritt; nach 3h und 10min haben wir also 58 % Fortschritt, fehlen also noch 42 %; 2 Bauarbeiter benötigen für das ganze Haus: 5 · 5 = 2 · x; x = 12,5; also 12,5h; es fehlen jedoch nur noch 42 %, also 12,5 · 0,42 = 5,25 [h]; 5,25h = 5h und 15min

24. Lösung: B
 1,43 ppm = 0,000143 %; $1/1{,}43 \cdot 10^{-6} \cdot \approx 700.000$; 700.000 · 3.500t = 2.450.000.000t = Masse des gesamten Heliums in der Atmosphäre; $2.450 \cdot 10^{6}\text{t}/4 \cdot 10^{-6}\text{t} = 612{,}5 \cdot 10^{12} = 612.500 \cdot 10^{9}$; Da wir bei „$1/1{,}43 \cdot 10^{-6}$" etwas gerundet haben, liegt der wahre Wert leicht darunter ($611.888 \cdot 10^{9}$)

Zum Übungsset 6

1. Lösung: C
   70 % belegt, 3 zurück und dann nur noch 55 % belegt; 3 Zeitschriften entsprechen also 15 %, eine Zeitschrift also 5 %, der Arzt hat 20 Zeitschriften

2. Lösung: E
   $2 \cdot 10^3 = 2.000$; 2.000/111,11 = 18 [Gramm]

3. Lösung: C
   Butan hat als einziges der Gase eine höhere Dichte als Luft; ein mit Butan befüllter Ballon würde demnach auf den Boden sinken

4. Lösung: C
   Eine Putzkraft schafft 236 Säle im Monat; $\frac{3.776}{236} = 16$

5. Lösung: B
   $68 \cdot 1{,}125 = 76{,}5$; $76{,}5 \cdot 0{,}8 = 61{,}2$

6. Lösung: A
   Da es auch das Erdgeschoss gibt, beträgt die Höhe nach dem achten Stock schon $9 \cdot 3$ Meter + 1,5 Meter Balkongeländer; macht zusammen 28,5 Meter; $28{,}5 = 0{,}5 \cdot 10 \cdot t^2$; $\sqrt{5{,}7} = t = 2{,}39$ [Sekunden]

7. Lösung: A
   0,19 auf 0,2 runden; $x \cdot 1{,}2 = 6{,}5$; $6{,}5/1{,}2 \approx 5{,}5$; 6,5–5,5 = 1; Steuern müssen ca. 1€ betragen

8. Lösung: C
   Ein Chirurgie-Roboter A benötigt einen Unterarm C, welcher wiederum zwei Gelenke G benötigt. Außerdem braucht der Chirurgie-Roboter unabhängig vom Unterarm C noch ein Gelenk G. G entspricht also der Anzahl der Unterarme mal zwei + ein zusätzliches Gelenk pro Roboter; also $C \cdot 2 + A$. Da aber pro Roboter ein Unterarm gebraucht wird, gilt C = A und damit $A \cdot 2 + A = 3A$

9. Lösung: B
   $C_J = C_G + C_M \cdot t = C_T + C_N + C_M \cdot t$; $C_J = 120 + 29 + 0{,}05 \cdot 60 = 152$; 152/12 = 12,67[€]

10. Lösung: B
    $\frac{3200 \text{ cm}}{8 \text{ cm}} = 400$; $\frac{5600 \text{ cm}}{8 \text{ cm}} = 700 \rightarrow 400 \cdot 700 = 280.000 \rightarrow \frac{280.000}{2} = 140.000$

11. Lösung: A
    5 mg/5,55 l = 0,9 mg/l; $0{,}9 \cdot (1–0{,}98) = 0{,}9 \cdot 0{,}02$;
    $0{,}9 \cdot 0{,}02 \cdot 0{,}02 \cdot 0{,}02 \cdot 0{,}02 = 0{,}000000144 = 0{,}144 \cdot 10^{-6}$;
    4-mal mit 0,02 multipliziert, also 4 Stunden

12. Lösung: D
    Dreisatz: 100 Kilogramm Körpergewicht entspricht einer Dosis von 4400 IE; wenn 20 mg 500 IE verdrängen, dann verdrängen 30 mg 750 IE; 4400/750 ≈ 5,9 also 6 Tabletten

13. Lösung: B
    Normalfall: Pro Minute $13 \cdot 600$ ml = 7800 ml, d. h. es werden 7,8 Liter Luft pro Minute eingeatmet; $7{,}8 \cdot 20 = 156$ Liter in 20min; es soll eine Konzentration von 20 Vol.-% erzielt werden: $156 \cdot 0{,}15 + x \cdot 1 = (156 + x) \cdot 0{,}2$; $23{,}4 + x = 31{,}2 + 0{,}2x$; $0{,}8 \times = 7{,}8$; x = 9,75 [Liter]

14. Lösung: D
    r und w sind beides Längen, Länge durch Länge kürzt sich heraus; es bleibt noch der Druck p (Masse $\cdot$ Länge^{-1} $\cdot$ Zeit^{-2}) geteilt durch 2; das entspricht dann aber weiterhin einem Druck, also ist K auch ein Druck

15. Lösung: B
    Lösung B (0,4 l) + Lösung C (1,2 l) = 1,6 l; $\frac{1{,}6l}{5{,}0l} = 0{,}32$ [Volumenprozent]

16. Lösung: C
    $x \cdot 4–1$, also $43 \cdot 4–1 = 171$

17. Lösung: E
    $57.200 \cdot 10^{12}$ Reaktionen, also $114.400 \cdot 10^{12}$ Wasserstoff-Moleküle verbraucht; $114.400 \cdot 10^{12}/0{,}44 = 260.000 \cdot 10^{12}$ = gesamter Tankinhalt; da für die Reaktion zweier Wasserstoff-Moleküle ein Sauerstoff-Molekül benötigt wird,
    $260.000 \cdot 10^{12}/2 = 130.000 \cdot 10^{12}$

18. Lösung: E
    $(x/10) \cdot 3 + (x/10) \cdot (x/10) = 10$
    $(3x/10) + (x^2/100) = 10 \mid \cdot 100$
    $30x + x^2 = 1000 \mid -1000$
    $x^2 + 30x - 1000 = 0$
    Mitternachtsformel:

    $$x_{1,2} = \frac{-b \pm \sqrt{b^2 - 4ac}}{2a}$$

    $a = 1$
    $b = 30$
    $c = -1.000$

    $$x_{1,2} = \frac{-30 \pm \sqrt{900 + 4.000}}{2}$$

    $x = 20$
    (Negativer Wert macht keinen Sinn)

19. Lösung: B
    $57 \cdot 650€ = 37.050€$; $37.050€ - 29.070€ = 79.80€$; $\frac{7980}{57} = 140$ Euro

20. Lösung: A
    3 · Gewichtskraft, die nach unten zieht → 3 · benötigte Zugkraft; 2 · Zahl der Rollen dadurch → 0,5 · benötigte Zugkraft; $3 \cdot 0{,}5 = 1{,}5$, d. h. + 50 % Zugkraft; der Zugweg ist proportional zur Anzahl der Rollen und erhöht sich bei einer Verdopplung dieser demnach um 100 %

21. Lösung: A
    Da drei Seile: Gewichtskraft/3; 65.333,33N = G/3; G = 196.000N; $196.000\,N = m \cdot 9{,}8\ m/s^2$;
    m = 20.000 kg = 20 Tonnen

22. Lösung: A
    Zuerst Flüssigkeit pro Stunde ausrechnen:
    Alkylanzien: 0,96 ml/h; Antimetabolite: 0,64 ml/h; Anthrazykline: 0,6 ml/h;
    zusammen also 2,2 ml/h und 2,2 g/h; 285min = 4,75h; 4,75 · 2,2 g = 10,45 g)

23. Lösung: E
    x = benötigte Zeit für B_1;
    Anzahl $B_1 \cdot x$ + Anzahl $B_2 \cdot (x \cdot 1{,}25) = 9{,}75h$; $4 \cdot x + 2 \cdot 1{,}25x = 9{,}75h$;
    $4x + 2{,}5x = 9{,}75$; $6{,}5x = 9{,}75$; $x = 1{,}5$, Zeit pro Behandlung B_1: 1,5h;
    Zeit pro Behandlung B_2: $1{,}5 \cdot 1{,}25 = 1{,}875$;
    B_1 dauert nun nur noch 1,2h; da B_1 schneller geht als B_2 und Zahl an Behandlungen maximiert werden soll, sollte die gewonnene Zeit auch nur in zusätzliche B_1 gesteckt werden; $9{,}75–2 \cdot 1{,}875 = 6$; 6h nach Abarbeiten von zwei B_2 übrig; $6/1{,}2 = 5$, also können noch 5 B_1 durchgeführt werden; $2 \cdot B_2 + 5 \cdot B_1$ ergibt 7 Behandlungen insgesamt

24. Lösung: D

    Wärmestrahlung = $(5{,}7 \cdot 10^{-8} \frac{W}{m^2\,K^4}) \cdot A \cdot T^4$;

    $x = 5{,}7 \cdot 10^{-8} \frac{W}{m^2K^4} \cdot (6{,}1 \cdot 10^{18}\ m^2) \cdot (6000\ K)^4$;

    $x = 34{,}77 \cdot 10^{10} \frac{W}{K^4} \cdot 1{,}296 \cdot 10^{15}\ K^4 = 45{,}06 \cdot 10^{25}\ W$

Zum Übungsset 7

1. Lösung: E
   $4 \cdot 2 = 3 \cdot x$; $x = 2{,}6667$; 2,6667h = 2h + 2/3h; 2h 40min

2. Lösung: A
   1 Massenanteil Sauerstoff + 2 · 4 Massenanteile Kupfer = 9 Massenanteile;
   $\frac{100}{9} = 11{,}11$ [Prozent]

3. Lösung: B
   Dreisatz: 20min entsprechen Abfluss von 32 cm; $\frac{20\text{min} \cdot 104\text{cm}}{32\text{cm}} = 65$ Minuten

4. Lösung: B
   Für doppelte Proteinzufuhr wären 4 der ursprünglichen Riegel nötig; indirekte Proportionalität: $\text{Anzahl}_1 \cdot \text{Gehalt}_1 = \text{Anzahl}_2 \cdot \text{Gehalt}_2$, alter Gehalt als 1 definiert neuer demnach 1,5; $4 \cdot 1 = x \cdot 1{,}5$; $x = 2{,}66$, also 2,66 Riegel wären nötig, entspricht Steigerung der Riegelzahl um 33 %, da 2,66/2 = 1,33

5. Lösung: B
   $80 \cdot 75 = 6.000$; $130 \cdot 185 = 24.050$; $\frac{24.050}{6.000} \approx 4$

6. Lösung: E
   Tequila: 6,08 g reiner Alkohol; Bier: 19,6 g; Wein: 11 g; ein Glas Wein oder Tequila sind in Ordnung

7. Lösung: C
   $\frac{360 \cdot 700}{2400} = \frac{360 \cdot 7}{24} = \frac{2520}{24} = 105$

8. Lösung: C
   $350 \text{ ml} \cdot 0{,}44 + x \cdot 0{,}75 = (350 + x) \cdot 0{,}55$; $154 + 0{,}75x = 192{,}5 + 0{,}55x$; $0{,}2x = 38{,}5$; $x = 38{,}5 \cdot 1/0{,}2 = 38{,}5 \cdot 5 = 192{,}5$ [ml]

9. Lösung: D
   $\frac{840 \text{ km}}{175 \text{ km/h}} = 4{,}8 \text{ h} = 288 \text{ min}$; 1.800 sek : 60 = 30 min; 288 min + 30 min = 318 min

10. Lösung: D
    Bei 75 % sind bereits 75/2 = 37,5 Tage vergangen; dann muss ein Drittel des bisherigen Baus 75/3 = 25 also 25 % neu gemacht werden; also 25/2 = 12,5 Tage zusätzlich, um die Mängel zu beheben; da vor dem Bemerken der Mängel das Haus nur zu 75 % fertig war, kommen nochmal 25 %, also 12,5 Tage hinzu, was dann insgesamt 37,5 + 12,5 + 12,5 = 62,5 Tagen entspricht

11. Lösung: A
    6 Halbierungen, 180 Jahre/6 = 30 Jahre

0h	30J	60J	90J	120J	150J	180J
320	160	80	40	20	10	5

12. Lösung: E
    $\frac{145 \cdot 32}{58} = \frac{5}{2} \cdot 32 = 80$ Kranke; $\frac{145 \cdot 100}{58} = 250$ Bewohner insgesamt

13. Lösung: E
    1–0,0125 = 0,9875; Baumdiagramm zeichnen, folgende Wege beinhalten jeweils einen Trisomie 21-Fall: $(0{,}9875 \cdot 0{,}9875 \cdot 0{,}0125) + (0{,}9875 \cdot 0{,}0125 \cdot 0{,}9875) + (0{,}0125 \cdot 0{,}9875 \cdot 0{,}9875)$; da das Ergebnis bei allen gleich ist: $3 \cdot (0{,}9875 \cdot 0{,}9875 \cdot 0{,}0125) = 3 \cdot 0{,}01219 = 0{,}03657 = 3{,}657$ %

14. Lösung: A
$E_{kin_0} = E_{pot_1}$;
0,5 · 437 kg · v^2 = 437 kg · 9,81 m/s^2 · 15 m;
0,5 · v^2 = 9,81 m/s^2 · 15 m;
v^2 = 294,3; durch Approximation: v = 17,1552 [m/s]

15. Lösung: C
132 min für 132 km; 80 km/h · 99 min = X · 132 min; $X = \frac{80 \cdot 99}{132} = \frac{80 \cdot 3}{4} = 60$;
99 · 1,33 = 132, 132 min für 132 km → 1 km/min = 60 km/h

16. Lösung: D
$0{,}8 \cdot 10^{-4} + 1{,}2 \cdot 10^{-3}$; $0{,}8 \cdot 10^{-4} + 12 \cdot 10^{-4} = 12{,}8 \cdot 10^{-4}$; $\frac{350\ \text{ml}}{2800\ \text{ml}} = \frac{1}{8}$; $\frac{1}{8} \cdot (12{,}8 \cdot 10^{-4}) = 1{,}6 \cdot 10^{-4}$

17. Lösung: D
24 BE = 24 · 12 g = 288 g; 288 · 4,1 kcal = 1.180,8 kcal; 1.180,8/2.409,8 = 49 %

18. Lösung: D
Es gibt (5 · 4 · 3 · 2 · 1)/[(2 · 1) · (3 · 2 · 1)] = (5 · 4)/(2 · 1) = 10, also 10 Möglichkeiten dafür, dass zwei Passagiere rechts gehen; die Reihenfolge ist hierbei nicht relevant: z. B. 0,6 · 0,6 · 0,4 · 0,6 · 0,4 = 0,03456, was der Fall wäre, wenn der dritte und der fünfte Passagier durch die rechte Kontrolle gingen; 0,03456 · 10 = 0,3456 = 34,56 %

19. Lösung: E
$\frac{1{,}95}{65{,}38} \approx \frac{1}{34}$; $\frac{1}{34} \cdot 6{,}022 \cdot 10^{23} \approx 0{,}18 \cdot 10^{23} = 18 \cdot 10^{21}$

20. Lösung: E
Zug 1: 88 km/h; Zug 2: 132 km/h; Gefahrene Stunden Zug 2 = x;
x · 132 = (x + 1) · 88; x = 89/44 = 2,02; 2,02 h · 132 km/h = 267 km; 660 km – 267 km = 393 km

21. Lösung: C
0,06 × + (5.600.000 – x) · 0,13 = 448.000; 280.000 = 0,07x; x = 4.000.000

22. Lösung: D
I3 nach 12 s 24 Tropfen; I2 nach 12 s 6 Tropfen; 24/6 = 4

23. Lösung: D
100 Menschen im Dorf sind tatsächlich krank; davon werden der Sensitivität von 99 % zufolge 99 erkannt; das heißt, 11 Menschen haben zwar ein positives Ergebnis, sind aber nicht krank; da die Spezifität als der Anteil der Gesunden definiert ist, der auch ein negatives Ergebnis bekommt: 389/400 = 97,25 %

24. Lösung: B
Nach 2 min: unverändert; nach 3min: 64 m^3/s; nach 4 min: 28 m^3/s; nach 4min 40 s: 4 m^3/s → 280 Sekunden

Zum Übungsset 8

1. Lösung: D
   $Y \cdot 1{,}6 \cdot Y \cdot 0{,}8 = 1{,}28 \cdot Y^2$; die prozentuale Abweichung zum Ausgangswert von Y ist von Y abhängig und kann daher nicht ohne weitere Angaben bestimmt werden

2. Lösung: D
   6,5 · 1,7 = 11,05; 15–6,5 = 8,5; 8,5 · 0,12 = 1,02; 11,05–1,02 = 10,03; ab da konstant, also auch in 17 m tiefe 10,03 °C

3. Lösung: B
   0,05/2/2/2/2/2 = 0,0015625; 5 Schritte, 5 · 2,9 = 14,5;
   9:30–14,5h = 19:00 Uhr am Vortag = 7 Uhr abends am Vortag

4. Lösung: B
   16 % = 12 KP; 100 % = $\frac{12 \cdot 100}{16}$ = 75 KP

5. Lösung: E
   7 · (8 · 1,75 g + 2 · 800 g + 1 · 450 g + 1 · 680 g) = 7 · 2.744 g = 19.208 g; 19,208 kg

6. Lösung: D
   $\frac{1}{8} \cdot 1000$ = 125 mit Nierenschaden; (1–0,96) · 1000 = 40; es können zwischen 0 und 40 Menschen unzufrieden sein und einen Nierenschaden haben, da sich die Gruppen vollständig überlappen könnten oder auch gar nicht; keine genaue Aussage möglich

7. Lösung: A
   $(70m^2/0{,}5\mu m) \cdot 1{,}75 \cdot 10^{-5} m^2/s = 140 \cdot 10^6\ m \cdot 1{,}75 \cdot 10^{-5} m^2/s = 2.450 m^3/s$

8. Lösung: C
   Da vollständig reflektierend: r = 1; $\frac{P}{2} = \frac{So}{300 \cdot 10^6 m/s}$; $(45{,}666 \cdot 10^{-7}\ kg \cdot s^{-2} \cdot m^{-1}) \cdot 300 \cdot 10^6\ m/s = So$; $So = 1.370\ kg/s^3$

9. Lösung: D
   (201,5/13) · 87 = 1348,5

10. Lösung: E
    K = p/2 · r/w; K = p/2 · [(r · 1,51)/(w · 1,24)] → K = p/2 · r/w · 1,22; 22 % höher

11. Lösung: E
    $1{,}0269\ kg = 1.026{,}9\ g = 3 \cdot 342{,}30\ g$; 3 mol, also $6{,}022 \cdot 10^{23} \cdot 3 = 18{,}066 \cdot 10^{23}$;
    $18{,}066/8{,}6$Liter $= 2{,}1007 \cdot 10^{23} = 21.007.000.000.000 \cdot 10^{10}$; 21,007 Billionen $\cdot 10^{10}$

12. Lösung: E
    32min für 2 Wege – 2 min Aufenthalt = 15min pro Weg; da indirekte Proportionalität vorherrscht: 20 · 60 = 15 · x; x = 80 [km/h]

13. Lösung: C
    1h: 88 %; 2h: 77,44 %; 3h: 68,15 %; 4h: 59,97 %; 5h: 52,77 %

14. Lösung: E
    0,3–0,22 = 0,08; 0,08 · 0,8 = 0,064

15. Lösung: A
    630/0,9 = 700; 700/0,5 = 1.400 [ml/min]; 1.400 ml/min = 1,4 l/min

16. Lösung: C
    111,6 km/h = 31 m/s; 108 km/h = 30 m/s; (Differenz 1 m/s also nicht hinschreiben);
    375 = 0,5 · [(2000 · x)/(2000 + x)];
    750 = 2000x/(2000 + x);
    1.500.000 + 750 × = 2000x;
    1.500.000 = 1.250x;
    1.200 [kg] = x

17. Lösung: E

    $90s \cdot \frac{1}{6}\pi/s = 15\pi$; $15\pi/2\pi = 7,5$; also 7-mal ganz im Kreis gedriftet und einmal halb; d. h. 180° vom Ausgangspunkt entfernt

18. Lösung: C

    8/12 = 2/3; 2/3 · 950 = 633,33

19. Lösung: B

    3 · 0,33 l/min ≈ 1 l/min = 60 l pro Stunde; 0,02 · 50.000 l = 1.000 l; 0,001 · 50.000 l = 50 l; 1.000 l – 50 l = 950 l fehlen, bis 2 % CO2 in der Luft; $\frac{950\,l}{60\,l/h} \approx 15{,}833$ [h]

20. Lösung: D

    9/81 = 0,11; jede Minute einer Komödie kostet 0,11 €; 20/110 = 0,18
    Jede Minute eines Dramas kostet 0,18 €; 0,18/0,11 = 1,64 → Dramen sind 64 % teurer

21. Lösung: D

    $$\frac{[27]^2 \cdot [27]^1}{[2]^2 \cdot [2]^4} = \frac{729 \cdot 27}{64} = 307{,}5$$

22. Lösung: A

    Der Mann selbst mit 25%-iger Wahrscheinlichkeit „mm", mit 50%-iger Wahrscheinlichkeit „Mm" und mit 25%-iger Wahrscheinlichkeit „MM"; wenn er „mm" ist, dann ist die Wahrscheinlichkeit, mit seiner „Mm" Frau ein betroffenes Kind zu bekommen („mm" einzige Möglichkeit für Krankheitsausbruch) 50 %; 50 % · 25 % = 12,5 %;
    wenn er „Mm" ist (50 %), dann ist die Chance ein Kind mit „mm" zu bekommen 25 %;
    50 % · 25 % = 12,5 %;
    wenn der Mann „MM" ist, dann ist die Wahrscheinlichkeit für ein krankes Kind 0 %, da es immer ein „M" haben würde; also 12,5 % + 12,5 % = 25 %

23. Lösung: B

    Gleichung nach h umstellen

24. Lösung: E

    x = Anzahl Tage; Arzt 1: x · 6 vollständige OPs; Arzt 2: (x – 3) · 9 vollständige OPs;
    6 x = 9 x – 27 → x = 9; nach 9 Tagen eingeholt; nach 9 Tagen hat Arzt 1: 9 · 6 = 54 Operationen; Arzt 2: auch 54 [(9–3) · 9] Operationen; 140–54 = 86 OPs; jeder hat noch 86 OPs vor sich, also insgesamt 2 · 86 = 172 noch zu bewältigende OPs